工伤保险普法知识学习手册丛书

劳动能力鉴定知识学习手册

主　编◎佟瑞鹏　张培森
副主编◎杨昂滨　郝彬鑫

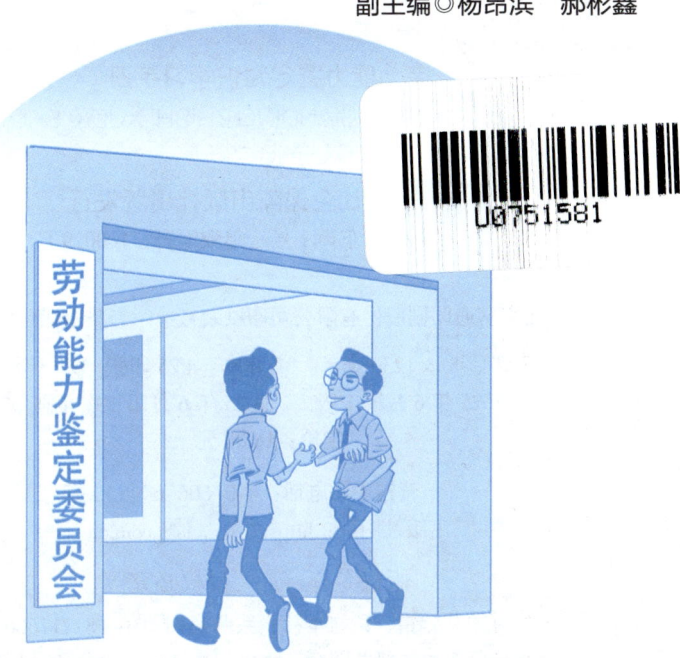

中国劳动社会保障出版社

图书在版编目(**CIP**)数据

劳动能力鉴定知识学习手册 / 佟瑞鹏，张培森主编. 北京：中国劳动社会保障出版社，2025. --（工伤保险普法知识学习手册丛书）. -- ISBN 978-7-5167-6924-9

Ⅰ. R449-62

中国国家版本馆 CIP 数据核字第 2025ZF3249 号

劳动能力鉴定知识学习手册
LAODONG NENGLI JIANDING ZHISHI XUEXI SHOUCE

中国劳动社会保障出版社出版发行

（北京市惠新东街 1 号　邮政编码：100029）

*

北京盛通印刷股份有限公司印刷装订　　新华书店经销

880 毫米 ×1230 毫米　32 开本　4.25 印张　91 千字

2025 年 6 月第 1 版　2025 年 6 月第 1 次印刷

定价：16.00 元

营销中心电话：400-606-6496

出版社网址：https://www.class.com.cn

版权专有　　侵权必究

如有印装差错，请与本社联系调换：（010）81211666

我社将与版权执法机关配合，大力打击盗印、销售和使用盗版图书活动，敬请广大读者协助举报，经查实将给予举报者奖励。

举报电话：（010）64954652

内容简介
INTRODUCTION

工伤保险作为社会保障体系的重要组成部分，既为工伤职工提供医疗救治、经济补偿等保障，又能有效分散用人单位工伤风险，对促进社会和谐稳定具有不可替代的作用。劳动能力鉴定是工伤保险制度有效实施的关键环节，对于鉴定工伤职工劳动功能障碍程度及生活自理障碍程度起着决定性作用。劳动能力鉴定不仅为工伤职工确定伤残等级，更在促进职工的职业康复、规划职业发展方向等方面具有重要价值。劳动能力鉴定的专业知识是工伤保险领域普法知识的重点内容。

本书是"工伤保险普法知识学习手册丛书"之一，全面系统介绍劳动能力鉴定的相关内容。本书前半部分通过简要介绍工伤保险及其相关的基本概念，梳理工伤保险法律体系，为读者搭建了一个了解劳动能力鉴定相关知识的平台；后半部分详细解析劳动能力鉴定的基本概念与鉴定等级，梳理劳动能力鉴定申请流程，明确用人单位、职工及其近亲属等申请主体的申请时限、方式与程序，探究劳动能力鉴定机构组成与运作机制。

本书适合各类用人单位的人力资源管理人员、工伤保险经办人员，以及工伤职工及其家属等群体，适合向广大职工群众进行工伤保险的普法宣传。

目 录
CONTENTS

第1章 工伤保险概述 /1

1. 工伤的定义 /1
2. 工伤保险的定义 /2
3. 工伤保险的作用 /2
4. 工伤保险的特点 /4
5. 工伤保险的原则 /5
6. 工伤保险的"三位一体"制度 /6
7. 工伤预防的内容与作用 /7
8. 工伤补偿的范围 /7
9. 工伤康复的作用与内容 /10

第2章 工伤保险基本概念 /13

10. 社会保险基本概念 /13
11. 工伤保险基金及费率相关概念 /15
12. 工伤预防相关概念 /16
13. 工伤认定相关概念 /17
14. 劳动能力鉴定相关概念 /18
15. 职业病诊断相关概念 /19

I

16. 工伤康复相关概念 /21

17. 工伤保险待遇相关概念 /22

18. 工伤保险服务管理相关概念 /24

第3章　工伤保险法律体系 /27

19. 我国工伤保险法治 /27

20. 工伤保险相关政策 /30

21. 工伤保险相关法律 /34

22. 工伤保险相关法规 /37

23. 工伤保险相关规章制度 /39

24. 工伤保险相关标准规范 /43

第4章　劳动能力鉴定内容与伤残定级 /47

25. 法律法规关于劳动能力鉴定的规定 /47

26. 工伤职工劳动能力鉴定判断依据 /48

27. 生活自理障碍等级划分 /50

28. 残情门类划分和等级划分 /51

29. 特殊情况下工伤职工劳动能力鉴定处理原则 /52

30. 一级伤残定级原则与鉴定标准 /53

31. 二级伤残定级原则与鉴定标准 /56

32. 三级伤残定级原则与鉴定标准 /58

33. 四级伤残定级原则与鉴定标准 /61

34. 五级伤残定级原则与鉴定标准 /64

35. 六级伤残定级原则与鉴定标准 /68

36. 七级伤残定级原则与鉴定标准 /73

37. 八级伤残定级原则与鉴定标准 /77

38. 九级伤残定级原则与鉴定标准 /81

39. 十级伤残定级原则与鉴定标准 /84

第 5 章　劳动能力鉴定申请 /89

40. 劳动能力鉴定申请主体 /89

41. 劳动能力鉴定申请条件 /91

42. 劳动能力鉴定申请材料 /92

第 6 章　劳动能力鉴定受理与实施 /95

43. 劳动能力鉴定委员会的组成与分级 /95

44. 劳动能力鉴定委员会的职责与管辖范围 /97

45. 劳动能力鉴定专家库组成与调整 /100

46. 劳动能力鉴定工作原则和回避制度 /102

47. 劳动能力鉴定的步骤 /104

48. 劳动能力鉴定实施要求 /106

49. 劳动能力鉴定终止情形 /107

50. 劳动能力鉴定各相关方法律责任 /109

第 7 章　劳动能力鉴定结论与优化 /113

51. 劳动能力鉴定结论得出与送达 /113

52. 劳动能力再次鉴定 /115

53. 劳动能力复查鉴定 /116

54. 劳动能力鉴定便捷化 /119

55. 劳动能力鉴定工作规范与优化 /121

第1章 工伤保险概述

1. 工伤的定义

工伤，亦称职业伤害、工作伤害。"工伤"一词的规范化表述来自 1921 年国际劳工大会通过的公约，该公约认为，工作直接或间接引起的事故伤害为工伤。1964 年第 48 届国际劳工大会通过的公约规定，工伤补偿应将职业病和上下班途中交通事故包括在内。

我国国家标准《社会保险术语　第 5 部分：工伤保险》（GB/T 31596.5—2015）将"工伤"定义为"职工因工作遭受事故伤害或患职业病"。

2. 工伤保险的定义

工伤保险是国家立法实施的，通过用人单位缴费筹资形成基金，对职工因工作原因遭受事故伤害或者患职业病的，给予职工及其近亲属相应待遇的一项社会保险制度。

早期的工伤保险实际上是"工伤赔偿"，即职工因工导致伤残、疾病或死亡时，给予职工本人或其供养亲属经济赔偿和提供物质帮助的一种社会保险制度。随着社会的发展，工伤保险的功能不断完善。现代意义上的工伤保险，不仅包括保障因工作遭受事故伤害或者患职业病的职工获得医疗救治和经济补偿，而且包括促进用人单位加强工伤预防，降低工伤事故及职业病发生率，并通过现代康复手段，使工伤职工尽快恢复劳动能力并回归社会，即建立并形成工伤预防、工伤补偿、工伤康复"三位一体"的制度体系。

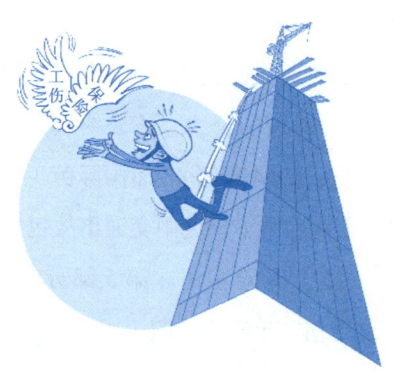

3. 工伤保险的作用

工伤保险是社会保险制度的重要组成部分，对于保障工伤职工的合法权益，促进工伤预防与安全生产，分散用人单位的工伤风险，维护社会安定具有重要的作用。

（1）保障工伤职工的合法权益

为工伤职工提供必要的医疗救助和经济补偿，是建立健全工伤保险制度的主要目的之一。建立社会共济的工伤保险制度，有利于保障工伤职工得到及时治疗、康复，使工伤职工和工亡职工近亲属的基本生活得到保障，从而保障工伤职工的合法权益。

（2）促进工伤预防与安全生产

我国的工伤保险制度已逐步形成工伤预防、工伤补偿、工伤康复"三位一体"的制度体系，并且对工伤预防、工伤康复等的关注程度不断提高。通过实行行业差别费率和用人单位浮动费率机制，以及在工伤保险基金中列支工伤预防费等措施，促进用人单位加强工伤预防工作，减少工伤事故和职业病的发生，从而保障职工的生命安全和身体健康。

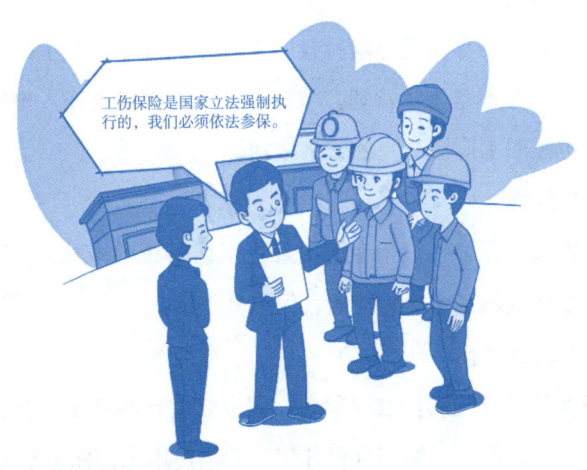

（3）分散用人单位的工伤风险

社会保险的基本宗旨就是分散风险。建立工伤保险制度就是要通过工伤保险基金的互助互济功能，分散用人单位的工伤风险，避免用人单位在职工发生工伤事故后不堪重负，避免工伤职工的合法权益得不到保障。同时，工伤保险的社会化管理服务有助于解决用人单位社会负担重的问题，使其能够全力参与市场竞争。

4. 工伤保险的特点

工伤保险作为社会保障制度的重要组成部分，具有4个突出的基本特点，分别是强制性、非营利性、保障性和互助互济性。

（1）强制性

工伤保险是国家通过立法形式强制规定适用范围的保险类型。国家通过法律法规明确规定所有用人单位和职工必须参加工伤保险。

（2）非营利性

工伤保险的设立初衷是履行社会责任，保障工伤职工的基本生活和健康权益，而不是为了营利。依法参加工伤保险是用人单位应履行的责任，也是职工应该享受的基本权利。

（3）保障性

工伤保险的保障性是指在职工发生工伤事故后，对工伤职工或工亡职工近亲属发放工伤保险待遇，保障其生活。

（4）互助互济性

工伤保险通过强制征收保险费，建立工伤保险基金，并在人员之间、地区之间、行业之间实行再分配，调剂使用工伤保险基金。

5. 工伤保险的原则

工伤保险作为社会保险最早产生的险种，经过多年的发展和完善，已形成了国际上普遍认同的基本理念和主要原则，主要有以下6个方面：

（1）强制性原则

国家通过立法强制用人单位对职工的事故伤害和职业病负责，实行基金统筹模式，要求用人单位为全体职工参保缴费。世界上凡是实行了工伤保险制度的国家，都由国家或政府颁布法律法规强制实施。

（2）无过错补偿原则

无过错补偿原则又称补偿不究过失原则，即职工受到工伤事故伤害后，不管过错在谁，工伤职工均可获得经济补偿，以保障其得到及时的救治和基本生活保障。无过错补偿原则并不妨碍有关部门对事故责任人的追究，以防止类似事故重复发生。

（3）职工个人不缴费原则

工伤保险费全部由用人单位缴纳，职工个人不缴费，这是工伤保险与基本养老保险、基本医疗保险等其他社会保险的主要区别之一，并已在国际上达成共识。

（4）实行行业差别费率和行业内费率档次原则

工伤保险产生和发展的过程，也是不断促进工伤预防、减少工伤事故的过程。工伤保险对工伤预防的促进作用，主要通过行业差别费率和行业内费率档次来体现，即工伤保险费率与行业或职业风险程度、用人单位工伤保险费使用情况、工伤发生率相关。工伤保险的行业差别费率和行业内费率档次机制也是工伤保险有别于其他社会保险的重要特征之一。

（5）工伤预防、工伤补偿和工伤康复相结合的原则

工伤预防、工伤补偿和工伤康复三者是密切相关的，构成了工伤保险制度的三个支柱。工伤预防是工伤保险制度的重要内容，工伤保险制度致力于采取各项措施，减少或预防工伤事故。工伤事故发生后，及时对工伤职工予以医治并给予经济补偿，使工伤职工本人或其近亲属的生活得到一定的保障，是工伤保险制度的基本功能。同时，要及时对工伤职工进行医学康复和职业康复，使其恢复或部分恢复生活能力和劳动能力，进而具备从事某种职业的能力，这是工伤保险制度为伤残职工提供的良好保障。

（6）一次性补偿和长期补偿相结合原则

对工伤职工或工亡职工近亲属，工伤保险待遇实行一次性补偿与长期补偿相结合的办法。例如，对一级至四级伤残的工伤职工，在依法支付一次性伤残补助金的同时，还按月支付伤残津贴。这种一次性补偿和长期补偿相结合的办法，可以长期、有效地保障工伤职工及工亡职工近亲属的基本生活。这也是工伤保险不同于其他保险（如商业保险）的重要特征之一。

6. 工伤保险的"三位一体"制度

《工伤保险条例》由 2003 年 4 月 27 日中华人民共和国国务院令第 375 号公布，根据 2010 年 12 月 20 日《国务院关于修改〈工伤保险条例〉的决定》修订。修订后的《工伤保险条例》对工伤预防、工

伤康复费用作出了制度安排，使工伤预防、工伤补偿、工伤康复"三位一体"的制度框架最终形成，使我国的工伤保险制度在注重工伤补偿的同时，强化事前的积极预防和事后的职业康复，进而从根本上保障职工的合法权益。

7. 工伤预防的内容与作用

工伤预防是指为避免与降低工伤风险所采取的宣传和培训等手段和措施。工伤风险是指在工作过程中工伤发生的概率和造成危害的程度。

工伤预防是建立健全工伤预防、工伤补偿、工伤康复"三位一体"工伤保险制度的重要内容。开展工伤预防，可以促进安全生产，避免和减少事故伤害和职业病，有效保障职工的安全和健康；可以减少经济损失，有效控制工伤保险基金支出；可以减少用人单位内部不安全的管理和技术因素，提升用人单位的竞争力，促进用人单位稳定发展乃至社会稳定。此外，将工伤预防作为工伤保险优先事项，采取一切适当的手段组织推进，切实提升职工工伤预防意识和能力，能够实现从"要我预防"到"我要预防""我会预防"的转变。

8. 工伤补偿的范围

职工因工作原因受到事故伤害或者患职业病，且经工伤认定的，享受工伤保险待遇；其中，经劳动能力鉴定丧失劳动能力的，享受伤残待遇。

（1）工伤保险基金补偿

职工因工伤发生的下列费用，依法从工伤保险基金中支付：

1）治疗工伤的医疗费用和工伤康复费用；

2）住院伙食补助费；

3）到统筹地区以外就医的交通和食宿费；

4）经劳动能力鉴定委员会确认，安装、配置伤残辅助器具所需费用；

5）工伤职工已经评定伤残等级，经劳动能力鉴定委员会确认的生活护理费；

6）一次性伤残补助金和一级至四级伤残职工按月领取的伤残津贴；

7）终止或者解除劳动合同时，应当享受的一次性工伤医疗补助金；

8）因工死亡的，其近亲属领取的丧葬补助金、供养亲属抚恤金和一次性工亡补助金；

9）劳动能力鉴定费。

（2）用人单位补偿

因工伤发生的下列费用，依法由用人单位支付：

1）治疗工伤期间的工资福利；

2）五级、六级伤残职工按月领取的伤残津贴；

3）终止或者解除劳动合同时，应当享受的一次性伤残就业补助金。

生活不能自理的工伤职工在停工留薪期需要护理的，由所在单位负责。

第 1 章 工伤保险概述

❓ **疑难解答**

承诺放弃缴纳社会保险费,还能享受工伤保险待遇吗?

案例:某职工在入职时签署了自愿放弃缴纳"五险一金"承诺书。该职工在某次长途出差途中,发生交通事故,受伤严重,公安机关交通管理部门判定该职工无责任。公司依据该职工入职时签署的自愿放弃缴纳"五险一金"承诺书,认为不应承担赔偿责任。

根据《工伤保险条例》第二条,中华人民共和国境内的企业、事业单位、社会团体、民办非企业单位、基金会、律师事务所、会计师事务所等组织和有雇工的个体工商户(统称用人单位)应当依照《工伤保险条例》规定参加工伤保险,为本单位全部职工或者雇工(统称职工)缴纳工伤保险费。职工均有依照《工伤保险条例》的规定享受工伤保险待遇的权利。

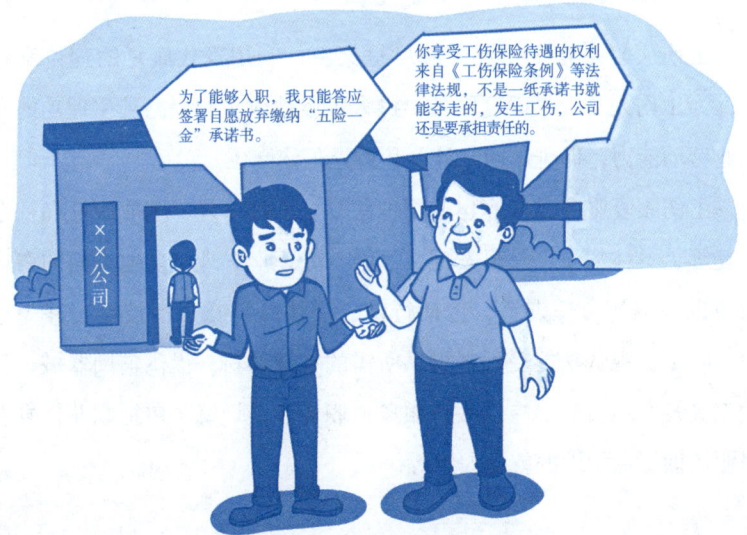

用人单位参加工伤保险是为了保障职工在发生工伤时，能依法从国家和社会获得物质帮助，也是法律法规明确规定用人单位应履行的义务，并不能由用人单位和职工协商决定放弃或免除。

工伤保险是社会保险之一，不同于商业保险，属于国家强制性的保险。根据《中华人民共和国劳动法》第七十二条，用人单位和劳动者必须依法参加社会保险，缴纳社会保险费。根据《中华人民共和国社会保险法》第六十条，用人单位应当自行申报、按时足额缴纳社会保险费，非因不可抗力等法定事由不得缓缴、减免。

因此，该案例中该职工的自愿放弃缴纳"五险一金"承诺书是无效的。故而，该公司不能免除该事故中应承担的工伤保险责任。

9. 工伤康复的作用与内容

工伤康复是在工伤保险制度框架下，利用现代康复的理论和技术，为工伤人员提供康复服务，最大限度地改善和提高其生理功能和职业劳动能力，促进其回归社会和重返工作岗位。

工伤康复服务的内容包括生理康复、心理康复、职业康复和社会康复等，具体如下：及早发现、诊断与处理；心理及其他方面的咨询和协助；进行自理训练，包括行动、交往及日常生活技能，并为运动、听觉、视觉功能受损者提供所需的特殊器材；提供辅助器械、行动工具及其他设备；专门教育服务；职业技能训练（包括职业指导）、职业培训、保护性的就业安置等。

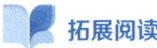 **拓展阅读**

工伤康复业务流程如图 1-1 所示。

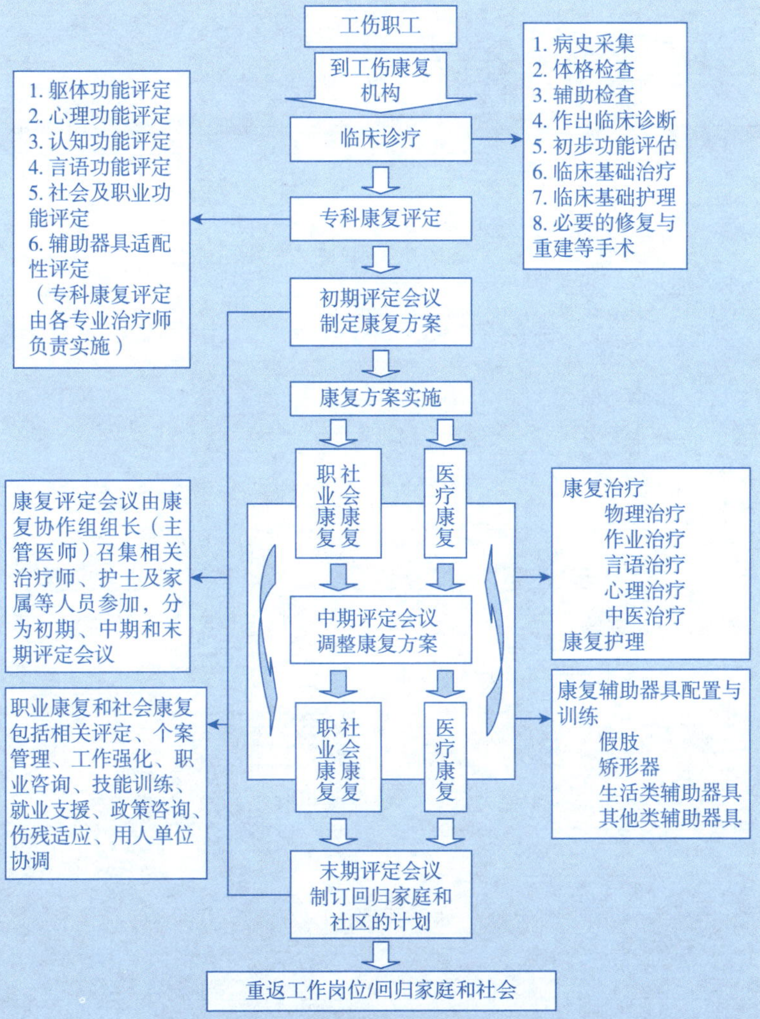

图 1-1 工伤康复业务流程

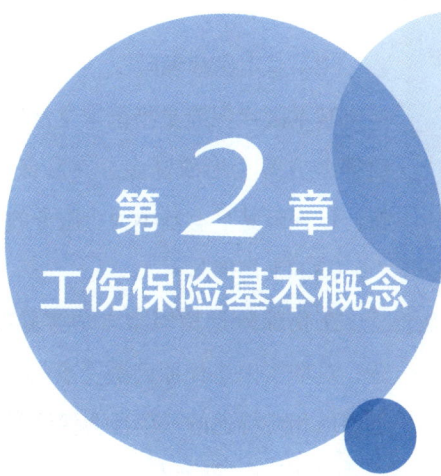

第2章
工伤保险基本概念

10. 社会保险基本概念

社会保险是指通过国家立法形式,多渠道筹集资金,对参保人在年老、疾病、工伤、失业、生育等情况下依法提供物质帮助,使其享有基本生活保障的一项社会保障制度。社会保险包括基本养老保险、基本医疗保险、工伤保险、失业保险、生育保险等。

(1)基本养老保险

基本养老保险是指国家立法实施的,通过参保人、用人单位和政府等多方筹资形成基金,对参保并缴纳费用、达到待遇领取条件者依法提供物质帮助,使其因年老而退出劳动后,享有基本生活保障的一项社会保险制度。

(2)基本医疗保险

基本医疗保险是指国家立法实施的,通过参保人、用人单位和政府等多方筹资形成基金,在参保人因患病而就医诊疗时提供资金支持,以保障其享有基本医疗服务的一项社会保险制度。

(3)工伤保险

工伤保险是指国家立法实施的,通过用人单位缴费筹资形成基金,对职工因工作原因遭受事故伤害或者患职业病的,给予职工及其近亲属相应待遇的一项社会保险制度。

(4)失业保险

失业保险是指国家立法实施的,通过参保人、用人单位等筹资形成基金,对因失业而暂时失去工资收入的参保缴费者提供物质帮助,以保障其基本生活,维持劳动力再生产,为其重新就业创造条件的一项社会保险制度。

(5)生育保险

生育保险是指国家立法实施,通过用人单位缴费等筹资形成基金,

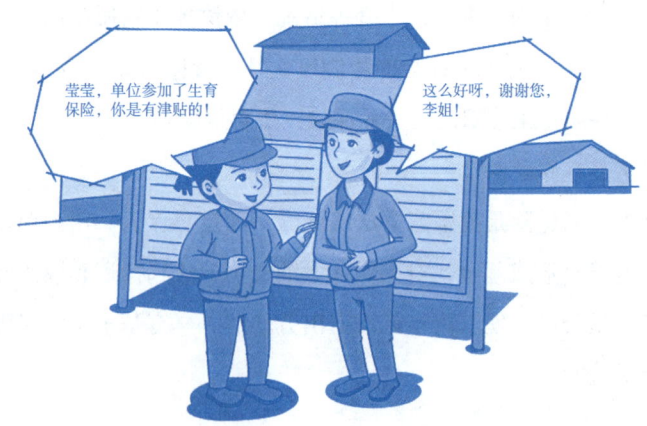

在参保者生育和计划生育后,按规定给予经济补偿和保障基本医疗需求的一项社会保险制度。

11. 工伤保险基金及费率相关概念

工伤保险基金是国家为实施工伤保险制度,通过法定程序建立的用于特定目的的专项资金。稳定充足的工伤保险基金是保障工伤保险制度顺利实施的基本条件。

(1)工伤保险基金

工伤保险基金是指按照法律规定,由用人单位缴纳的工伤保险费及其利息收入,以及其他依法纳入的资金汇集而成的,用于支付工伤保险待遇及其他相关支出的专项资金。

(2)工伤保险费率

工伤保险费率是指依据相关法律法规确定的用人单位参加工伤保险的缴费比率。

(3)工伤保险支缴率

工伤保险支缴率是指一定时期内,工伤保险基金为用人单位支付工伤保险待遇与该单位缴纳的工伤保险费的比率。

(4)工伤保险储备金

工伤保险储备金是指统筹地区按照规定从工伤保险基金中提取,用于支付重大事故等工伤保险待遇的备用资金。

(5)工伤保险基金支出

工伤保险基金支出是指用于职工工伤保险待遇、劳动能力鉴定、工伤预防的宣传和培训等费用,以及法律法规规定的用于工伤保险其他费用的支出。

 拓展阅读

> 《工伤保险条例》实施后,随着工伤保险参保人数的不断增加,工伤保险基金收支规模不断扩大,工伤保险基金的保障能力稳步增强。2023年全国工伤保险基金收入1 212亿元,是2004年的20.9倍;基金支出1 237亿元,是2004年的37.5倍。工伤保险基金管理运行平稳,切实保障了工伤职工的工伤保险权益,为实施工伤预防、工伤补偿、工伤康复"三位一体"的工伤保险制度奠定了坚实的基础。

12. 工伤预防相关概念

工伤预防是工伤保险制度的重要内容,是积极的、优先的工伤保险政策。

(1)工伤风险

工伤风险是指在工作过程中工伤发生的概率和造成危害的程度。

(2)工伤发生率

工伤发生率是指在一定时期内,用人单位(或统筹地区)发生工伤的人次数占职工总人数的比率。

(3)工伤预防

工伤预防是指为避免与降低工伤风险所采取的宣传和培训等手段和措施。

有研究表明,98%以上的工伤事故可以通过管理和技术手段避免，因此加强工伤预防工作十分重要。工伤预防就是采取管理和技术等方面的措施，以期从源头上减少和避免事故和职业病的发生，最终实现"零工伤"的目标。

13. 工伤认定相关概念

工伤认定是工伤保险的重要内容，也是职工依法享受工伤保险待遇的必经环节。社会保险行政部门依法作出的工伤认定结论不仅与劳动关系双方的切身利益密切相关，而且对工伤保险基金的安全与完整产生直接的影响。

（1）工伤认定

工伤认定是指社会保险行政部门依法认定职工所受伤害是否属于工伤的行政行为。

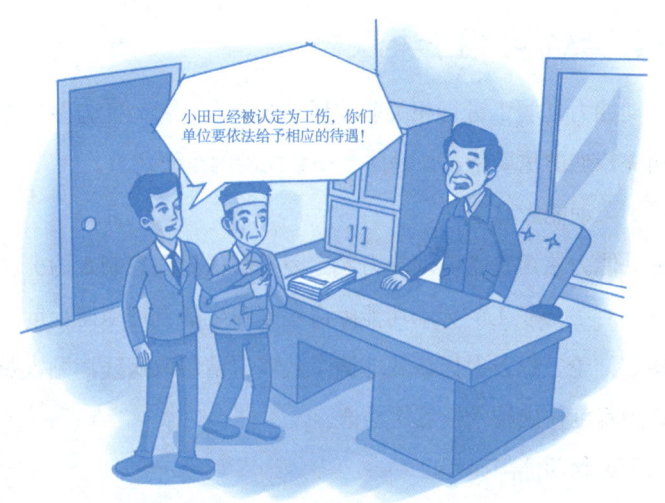

（2）工伤认定申请受理

工伤认定申请受理是指社会保险行政部门对工伤认定申请人提交的认定申请材料进行审查确认，决定是否受理的行政行为。

（3）工伤认定申请时限

工伤认定申请时限是指法律规定的工伤认定申请人提出工伤认定申请的有效期限。

（4）工伤认定时限

工伤认定时限是指社会保险行政部门作出工伤认定决定的法定期限。

（5）工伤认定决定时限中止

工伤认定决定时限中止是指社会保险行政部门受理工伤认定申请后，在出现法定情形下作出的中止认定时限的行政行为。

14. 劳动能力鉴定相关概念

劳动能力是职工进行相关职业活动的能力。劳动能力鉴定是职工享受相关待遇的重要依据，是防范基金风险的重要环节。

（1）劳动能力鉴定

劳动能力鉴定是指劳动能力鉴定委员会依据国家制定的劳动能力鉴定标准对工伤职工的劳动功能障碍程度和生活自理障碍程度作出技术性鉴定结论，以及对因病或非因工致残申请领取病残津贴人员丧失劳动能力程度作出技术性鉴定结论。

（2）劳动功能障碍程度

劳动功能障碍程度即伤残等级，是指劳动能力鉴定委员会根据国家制定的劳动能力鉴定标准，确定工伤职工所受伤害的伤残程度。

（3）生活自理障碍程度

生活自理障碍程度是指劳动能力鉴定委员会根据国家制定的劳动能力鉴定标准，确定工伤职工生活自理能力受到伤害的程度。

（4）辅助器具配置确认

辅助器具配置确认是指劳动能力鉴定委员会根据有关规定，确认工伤职工是否应配置辅助器具的程序。

（5）劳动能力鉴定期限

劳动能力鉴定期限是指劳动能力鉴定委员会依法评定工伤职工或因病、非因工致残申请领取病残津贴人员伤残等级的时限。

15. 职业病诊断相关概念

职业病是企业、事业单位和个体经济组织等用人单位的劳动者在职业活动中，因接触粉尘、放射性物质和其他有毒、有害因素而引起的疾病。

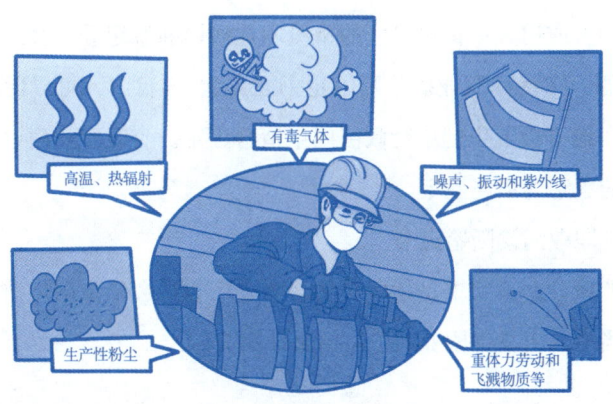

（1）职业病诊断

职业病诊断是指具有职业病诊断资质的医疗卫生机构，根据《中华人民共和国职业病防治法》《职业病诊断与鉴定管理办法》和相关职业病诊断标准，以劳动者的职业病危害因素接触史、临床表现和医学检查结果为主要依据，结合既往病史、工作场所职业病危害因素检测情况等资料，综合分析其疾病的特征和发展变化是否符合相应的职业病特征、发生发展规律和流行病学规律，对接触职业病危害因素的劳动者作出是否患职业病的诊断结论。

（2）职业病诊断证明书

职业病诊断证明书是指职业病诊断机构依法向劳动者、用人单位出具的职业病诊断证明文件。

（3）职业病诊断鉴定

劳动者或用人单位对职业病诊断结论有异议时，在接到职业病诊断证明书之日起30日内，可以向作出诊断结论的诊断机构所在地设区的市级卫生健康行政部门申请鉴定。设区的市级卫生健康行政部门组织的职业病诊断鉴定委员会负责职业病诊断争议的首次鉴定。

劳动者或用人单位对设区的市级职业病诊断鉴定委员会的鉴定结论不服的，在接到职业病诊断鉴定书之日起15日内，可以向原鉴定机构所在地省级卫生健康行政部门申请再鉴定。省级职业病诊断鉴定委员会的鉴定为最终鉴定。

（4）职业病诊断鉴定书

职业病诊断鉴定书是指职业病诊断鉴定委员会依法向申请职业病鉴定的当事人出具的职业病鉴定结果证明文件。

（5）职业病诊断标准

职业病诊断标准是指国家有关部门颁发的具有法律意义的职业病诊断技术标准。

（6）职业病诊断分级标准

职业病诊断分级标准是指在职业病诊断标准中，作为反映疾病严重程度分级的临床及实验室指标。

（7）职业病诊断指标

职业病诊断指标是指在职业病诊断标准中，作为职业病诊断依据的症状、体征和实验室检查的特异或非特异性指标。

16. 工伤康复相关概念

工伤康复在工伤保险制度中占据重要地位，对于推动工伤职工重新融入社会、重返工作岗位以及实现有尊严的生活具有重大意义。

（1）工伤康复

工伤康复是指综合、协调地应用医疗的、工程的、教育的、职业的、心理的、社会的以及其他措施，对工伤职工进行治疗、辅助、训练、辅导、补偿、提高，恢复工伤职工的身体功能、生活自理能力和职业劳动能力，以消除或者减轻工伤造成的后果，改善工伤职工参与劳动、就业等社会生产、生活的自身条件的过程。

（2）工伤医疗康复

工伤医疗康复是指运用各种临床诊疗和康复治疗的手段，改善和提高工伤职工的身体功能和生活自理能力的过程。

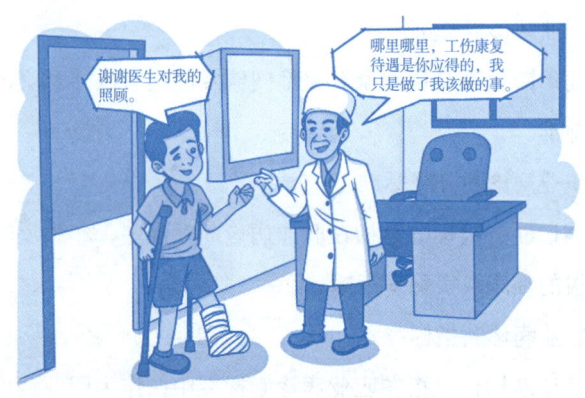

（3）工伤职业康复

工伤职业康复是指通过职业康复评估与专业技能学习和训练，使工伤残疾职工恢复并达到一定劳动能力的过程。

17. 工伤保险待遇相关概念

工伤保险待遇是指职工因工作遭受事故伤害或者患职业病后，获得医疗救治和经济补偿的一种社会保障。经工伤认定的工伤职工，享受工伤保险待遇。

（1）工伤保险待遇享受条件

《中华人民共和国社会保险法》第三十六条规定：职工因工作原因受到事故伤害或者患职业病，且经工伤认定的，享受工伤保险待遇；其中，经劳动能力鉴定丧失劳动能力的，享受伤残待遇。

（2）工伤医疗（康复）待遇

工伤医疗（康复）待遇是指工伤职工进行治疗（康复）期间所享受的工伤医疗待遇总和。

1）工伤医疗费：工伤职工在抢救治疗以及职业病的治疗过程中，符合规定范围内的医疗费用。

2）工伤康复费：工伤职工在工伤保险协议康复机构康复过程中，符合规定范围内的费用。

3）住院伙食补助费：工伤职工在住院治疗、住院康复期间按规定享受的伙食补助。

4）交通和食宿费：工伤职工经批准到统筹地区以外治疗工伤，按规定标准享受的交通、食宿费用。

5）停工留薪期：工伤职工暂时停止工作进行治疗并享受有关工伤保险待遇的期限。

（3）因工伤残待遇

因工伤残待遇是指工伤职工经劳动能力鉴定委员会确认伤残等级后，根据规定享受的相关工伤保险待遇。

1）一次性伤残补助金：工伤职工依据伤残等级享受的一次性职业伤害补偿费用。

2）伤残津贴：工伤职工达到国家规定的相应伤残等级时按月领取的津贴。

3）生活护理费：工伤职工经劳动能力鉴定委员会确认达到生活护理标准并确定等级，根据相关规定按月领取的费用。

4）配置辅助器具待遇：为帮助工伤职工提高身体功能，工伤职工经劳动能力鉴定委员会确认后，到工伤保险协议辅助器具配置机构，按规定配置辅助器具的待遇。

5）一次性工伤医疗补助金：工伤职工在解除或者终止劳动关系时，按不同伤残等级享受的一次性医疗补助费用。

6）一次性伤残就业补助金：工伤职工在解除或者终止劳动关系时，按不同伤残等级享受的一次性再就业补助费用。

（4）工亡待遇

工亡待遇是指职工因工死亡后，其近亲属按国家规定享受的包括丧葬补助金、一次性工亡补助金和供养亲属抚恤金在内的工伤保险待遇。

1）丧葬补助金：职工因工死亡，其近亲属按国家规定享受的丧葬费用补助。

2）一次性工亡补助金：职工因工死亡，其近亲属按照国家规定领取的一次性费用补偿。

3）供养亲属抚恤金：职工因工死亡，依靠工亡职工生前提供主要生活来源、无劳动能力的近亲属，按照规定领取的生活补助费用。

18. 工伤保险服务管理相关概念

做好工伤保险服务管理工作，有利于保障工伤职工依法享有相关服务的权益，促进我国工伤保险事业发展。

（1）工伤保险经办机构

工伤保险经办机构是指统筹地区依法设立的经办工伤保险具体事务的组织机构。

（2）劳动能力鉴定委员会

劳动能力鉴定委员会是指负责组织对工伤职工劳动功能障碍程度和生活自理障碍程度等进行鉴定并作出鉴定结论的专门组织。

（3）工伤保险协议管理

工伤保险协议管理是指工伤保险经办机构通过与相关机构签订协议，为工伤职工提供服务的管理方式。

1）工伤保险服务协议：工伤保险经办机构与医疗机构、康复机构、辅助器具配置等机构签订的，用于规范双方权利、义务以及违约处理等办法的专门合约。

2）工伤保险协议医疗机构：与工伤保险经办机构签订工伤保险服务协议，为工伤职工提供医疗服务的医疗机构。

3）工伤保险协议康复机构：与工伤保险经办机构签订工伤保险服务协议，为工伤职工提供康复服务的康复机构。

4）工伤保险协议辅助器具配置机构：与工伤保险经办机构签订工伤保险服务协议，为工伤职工提供辅助器具配置服务的机构。

（4）工伤保险待遇管理

工伤保险待遇管理是指工伤保险经办机构按照规定对工伤职工及其近亲属享受工伤保险待遇的资格进行管理的行为。

1）享受工伤保险待遇资格核定：工伤保险经办机构依法对工伤职工及其近亲属享受工伤保险待遇的资格进行核准的行为。

2）工伤保险待遇核定：工伤保险经办机构依法对工伤职工的伤残待遇、医疗（康复）待遇等及其近亲属享受的工亡待遇等进行核准以及对工伤保险待遇调整审核的行为。

3）工伤医疗费用审核：工伤保险经办机构依法对工伤职工发生的医疗费用核准的行为。

4）工伤康复费用审核：工伤保险经办机构依法对工伤职工发生的康复费用核准的行为。

5）工伤保险药品目录：保证工伤职工救治、康复需要，由工伤保险基金支付费用的药品范围。

6）工伤保险诊疗项目目录：保证工伤职工救治、康复需要，由工伤保险基金支付费用的诊疗项目和医用耗材的范围。

7）工伤康复服务项目目录：保证工伤职工康复需要，由工伤保险基金支付费用的康复服务项目及范围。

8）工伤保险辅助器具目录：保证工伤职工日常生活或者就业需要，由工伤保险基金支付费用的辅助器具项目和辅助器具耗材范围。

9）工伤保险住院服务标准：保证工伤职工接受治疗、康复需要，由工伤保险基金支付的服务以及服务设施的费用支付标准。

第3章 工伤保险法律体系

19. 我国工伤保险法治

（1）发展历史

我国工伤保险制度是在中华人民共和国成立后，国民经济恢复与发展过程中逐步建立起来的；工伤保险制度的改革则是在我国由计划经济体制向市场经济体制转变中逐步深入的。我国工伤保险制度的建立和发展经历了3个阶段。

1）工伤保险制度的建立时期。1951年2月26日，中央人民政府政务院颁布了《中华人民共和国劳动保险条例》，这是我国第一部包括养老、工伤、生育等保险项目在内的全国性统一法规，也是我国实

施社会保障制度的起点。1953年1月2日，政务院修正并重新公布了《中华人民共和国劳动保险条例》，其中对工伤保险等问题作了较为详细的规定。

与此同时，国家机关、事业单位的保险制度也以单项法规的形式逐步建立。1950年12月11日，内务部公布了《革命工作人员伤亡褒恤暂行条例》，规定了伤残死亡待遇。1957年2月28日，卫生部颁布了《职业病范围和职业病患者处理办法的规定》，首次将职业病列入工伤补偿的范围。

2）工伤保险制度的停滞时期。1966—1976年，《中华人民共和国劳动保险条例》遭到了否定，"社会保险"退化为"企业保险"。这一时期负责企业职工社会保险管理的中华全国总工会被停止活动。1969年2月，财政部发布《关于国营企业财务工作中几项制度的改革意见（草案）》，规定"国营企业一律停止提取劳动保险金"，并将"企业的退休职工、长期病号工资和其他劳保开支，改在营业外列支"。

3）工伤保险制度的恢复和重建时期。1978年12月，党的十一届三中全会召开，我国各项事业进入正常的发展轨道，劳动保险制度的重建工作也被提上了议事日程。1987年11月5日，卫生部、劳动人事部、财政部、中华全国总工会颁布了《职业病范围和职业病患者处理办法的规定》。1988年，劳动部主持研究社会保险改革方案。1989年开始，各地先后开展工伤保险试点改革，并取得了初步成果。1995年，《中华人民共和国劳动法》施行，进一步明确了建立包括工伤保险在内的社会保障制度。1996年，《企业职工工伤保险试行办法》及《职工工伤与职业病致残程度鉴定》（GB/T 16180—1996）出台。

2003年4月，国务院颁布了《工伤保险条例》。2003年9月，劳动和社会保障部颁布了《工伤认定办法》《因工死亡职工供养亲属范围规定》《非法用工单位伤亡人员一次性赔偿办法》等一系列与《工伤保险条例》相配套的部门规章。2004年,《关于农民工参加工伤保险有关问题的通知》出台。2006年,《国务院关于解决农民工问题的若干意见》《关于实施农民工"平安计划"加快推进农民工参加工伤保险工作的通知》出台,要求用3年的时间,将建筑业、矿山等高风险行业的农民工纳入工伤保险制度。2010年,《工伤保险条例》修订。2011年,《中华人民共和国社会保险法》施行并在2018年进行了修订。

（2）法律法规体系

近年来,工伤保险工作以贯彻落实《中华人民共和国社会保险法》和《工伤保险条例》为主线,完善政策,扩大覆盖面,提高保障能力和水平,各项工作取得明显进展。经过多年发展,工伤保险法律法规体系逐步完善,相关法律包括《中华人民共和国社会保险法》《中华人民共和国安全生产法》等,有关行政法规和地方性法规有《工伤保险条例》等,有关部门规章和地方政府规章有《部分行业企业工伤保险费缴纳办法》等,有关的标准或管理办法有《劳动能力鉴定 职工工伤与职业病致残等级》（GB/T 16180—2014）等。

党的十八大以来,我国工伤保险事业成绩斐然。工伤保险制度覆盖范围进一步扩大,统筹层次进一步提高,"三位一体"制度体系进一步健全,一张保障职工安全的"防护网"已经形成。近年来,我国不断完善工伤保险制度和职业伤害保障政策举措,开展工伤预防试点工作,建立工伤康复平台,探索新就业形态就业人员职业伤害保障制度,群众获得感进一步提升。

> **拓展阅读**
>
> 回顾我国工伤保险的发展历程，从1951年出台《中华人民共和国劳动保险条例》到2003年出台《工伤保险条例》，工伤保险制度的建立和改革都与当时的社会经济发展状况紧密相连，尤其是与工业化的快速发展、职业安全事故风险上升、工伤与职业病问题的严重程度密切相关。总结我国工伤保险发展的历史经验，是为了更好地从我国国情出发，不断与时俱进，改革完善工伤保险制度，使之作为我国工业化、城镇化发展中"安全网"的功能得到有效发挥，促进实现健康中国的宏伟目标。

20. 工伤保险相关政策

近年来，我国出台了大量关于工伤保险的政策文件，旨在全面保障工伤职工的合法权益，为其提供必要的医疗和生活保障，同时注重工伤保险基金的可持续性和公平性。

为解决《工伤保险条例》实施过程中的若干问题，相关部门出台了一些政策文件，如《关于实施〈工伤保险条例〉若干问题的意见》《人力资源社会保障部关于执行〈工伤保险条例〉若干问题的意见》《人力资源社会保障部关于执行〈工伤保险条例〉若干问题的意见（二）》等。

（1）工伤保险参保

针对农民工、铁路企业、中央企业、事业单位、建筑业、各行业建筑项目、基层快递网点等参加工伤保险的问题，出台了相关政策文件,包括《关于农民工参加工伤保险有关问题的通知》《关于铁路企业参加工伤保险有关问题的通知》《关于贯彻〈安全生产许可证条例〉做好企业参加工伤保险有关工作的通知》《关于进一步做好中央企业工伤保险工作有关问题的通知》《关于进一步做好事业单位等参加工伤保险工作有关问题的通知》《人力资源社会保障部办公厅关于开展建筑业"同舟计划"——建筑业工伤保险专项扩面行动计划的通知》《人力资源社会保障部办公厅 国家邮政局办公室关于推进基层快递网点优先参加工伤保险工作的通知》等。

(2)工伤保险费率

针对降低社会保险费率、加强基金管理、落实《降低社会保险费率综合方案》、社会保险缴费、阶段性降低工伤保险费率等相关问题,出台了相关政策文件,包括《国务院办公厅关于印发降低社会保险费率综合方案的通知》《人力资源社会保障部 财政部关于调整工伤保险费率政策的通知》《人力资源社会保障部 财政部关于做好工伤保险费率调整工作 进一步加强基金管理的指导意见》《人力资源社会保障部 财政部 税务总局 国家医保局关于贯彻落实〈降低社会保险费率综合方案〉的通知》《人力资源社会保障部 财政部 税务总局关于阶段性减免企业社会保险费的通知》《人力资源社会保障部办公厅 国家税务总局办公厅关于特困行业阶段性实施缓缴企业社会保险费政策的通知》《人力资源社会保障部 财政部 国家税务总局关于阶段性降低失业保险、工伤保险费率有关问题的通知》等。

(3)基金统筹

针对推进工伤保险市级、省级统筹等相关问题,出台了相关政策文件,包括《关于推进工伤保险市级统筹有关问题的通知》《人力资源社会保障部办公厅关于加快推进工伤保险基金省级统筹工作的通知》等。

(4)工伤认定与劳动能力鉴定

针对工伤认定、劳动能力鉴定等相关问题,出台了相关政策文件,包括《关于印发〈职工非因工伤残或因病丧失劳动能力程度鉴定标准(试行)〉的通知》《人力资源和社会保障部办公厅关于工伤保险有关规定处理意见的函》《关于推进工伤认定和劳动能力鉴定便民化服务工作的通知》等。

(5)工伤保险待遇

针对老工伤人员纳入工伤保险、工伤保险待遇调整、尘肺病重点行业工伤保险、新型冠状病毒感染的相关工作人员的保障等相关问题,出台了相关政策文件,包括《人力资源和社会保障部关于做好老工伤人员纳入工伤保险统筹管理工作的通知》《人力资源社会保障部关于工伤保险待遇调整和确定机制的指导意见》《人力资源社会保障部 国家卫生健康委关于做好尘肺病重点行业工伤保险有关工作的通知》《人力资源社会保障部 财政部 国家卫生健康委关于因履行工作职责感染新型冠状病毒肺炎的医护及相关工作人员有关保障问题的通知》等。

(6)工伤康复

针对工伤保险辅助器具配置、设立区域性工伤康复示范平台等相关问题,出台了相关政策文件,包括《关于印发工伤保险辅助器具配置目录的通知》《人力资源社会保障部关于印发〈工伤康复服务项目(试行)〉和〈工伤康复服务规范(试行)〉(修订版)的通知》《人力资源社会保障部办公厅关于设立公布第一批区域性工伤康复示范平台名单有关问题的通知》等。

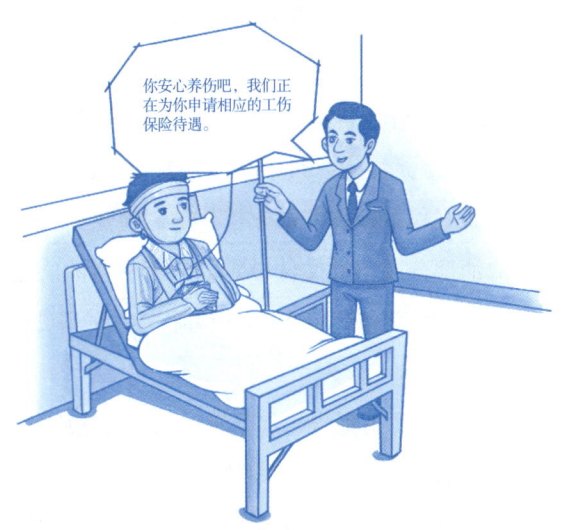

（7）工伤预防

针对工伤预防试点、工伤预防费使用管理、工伤预防行动计划、工伤预防能力提升等相关问题，出台了相关政策文件，包括《关于开展工伤预防试点有关问题的通知》《人力资源社会保障部关于进一步做好工伤预防试点工作的通知》《人力资源社会保障部　财政部　国家卫生计生委　国家安全监管总局关于印发工伤预防费使用管理暂行办法的通知》《人力资源社会保障部　工业和信息化部　财政部　住房城乡建设部　交通运输部　国家卫生健康委员会　应急部　中华全国总工会关于印发工伤预防五年行动计划（2021—2025）的通知》《人力资源社会保障部　应急管理部关于实施危险化学品企业工伤预防能力提升培训工程的通知》等。

（8）工伤保险经办

针对工伤保险医疗服务协议管理、社会保险费征收、取消部分规范性文件设定的证明材料、深入实施"人社服务快办行动"等相关问题，出台了相关政策文件，包括《关于加强工伤保险医疗服务协议管理工作的通知》《人力资源社会保障部办公厅关于贯彻落实国务院常务会议精神切实做好稳定社保费征收工作的紧急通知》《人力资源社会保障部关于取消部分规范性文件设定的证明材料的决定》《人力资源社会保障部关于深入实施"人社服务快办行动"的通知》等。

（9）监督管理

针对社会保险基金要情报告、加强工伤医疗管理服务、加强工伤保险基金管理等相关问题，出台了相关政策文件，包括《人力资源社会保障部关于印发社会保险基金要情报告制度的通知》《人力资源社会保障部关于进一步加强工伤医疗管理服务工作有关问题的通知》《人力资源社会保障部办公厅关于进一步加强工伤保险基金管理有关工作的通知》等。

21. 工伤保险相关法律

与工伤保险相关的法律有《中华人民共和国社会保险法》《中华人民共和国职业病防治法》《中华人民共和国安全生产法》《中华人民共和国劳动合同法》《中华人民共和国劳动争议调解仲裁法》《中华人民共和国劳动法》《中华人民共和国工会法》等。

（1）《中华人民共和国社会保险法》

《中华人民共和国社会保险法》于 2010 年 10 月 28 日由第十一届

全国人民代表大会常务委员会第十七次会议通过,根据2018年12月29日第十三届全国人民代表大会常务委员会第七次会议《关于修改〈中华人民共和国社会保险法〉的决定》修正,自2011年7月1日起施行。《中华人民共和国社会保险法》的立法宗旨是规范社会保险关系,维护公民参加社会保险和享受社会保险待遇的合法权益,使公民共享发展成果,促进社会和谐稳定。其主要内容包括总则、基本养老保险、基本医疗保险、工伤保险、失业保险、生育保险、社会保险费征缴、社会保险基金、社会保险经办等。

(2)《中华人民共和国职业病防治法》

《中华人民共和国职业病防治法》于2001年10月27日由第九届全国人民代表大会常务委员会第二十四次会议通过,根据2018年12月29日第十三届全国人民代表大会常务委员会第七次会议《关于修改〈中华人民共和国劳动法〉等七部法律的决定》第四次修正,自2002年5月1日起施行。《中华人民共和国职业病防治法》的立法宗旨是预防、控制和消除职业病危害,防治职业病,保护劳动者健康及其相关权益,促进经济社会发展。其主要内容包括总则、前期预防、劳动过程中的防护与管理、职业病诊断与职业病病人保障、监督检查、法律责任等。

(3)《中华人民共和国安全生产法》

《中华人民共和国安全生产法》于2002年6月29日由第九届全国人民代表大会常务委员会第二十八次会议通过,根据2021年6月10日第十三届全国人民代表大会常务委员会第二十九次会议《关于修改〈中华人民共和国安全生产法〉的决定》第三次修正,自2002年11月1日起施行。《中华人民共和国安全生产法》的立法宗旨是加强安全生产工作，防止和减少生产安全事故，保障人民群众生命和财产安全，促进经济社会持续健康发展。其主要内容包括总则、生产经营单位的安全生产保障、从业人员的安全生产权利义务、安全生产的监督管理、生产安全事故的应急救援与调查处理、法律责任等。

（4）《中华人民共和国劳动合同法》

《中华人民共和国劳动合同法》于2007年6月29日由第十届全国人民代表大会常务委员会第二十八次会议通过，根据2012年12月28日第十一届全国人民代表大会常务委员会第三十次会议《关于修改〈中华人民共和国劳动合同法〉的决定》修正，自2008年1月1日起施行。《中华人民共和国劳动合同法》的立法宗旨是完善劳动合同制度，明确劳动合同双方当事人的权利和义务，保护劳动者的合法权益，构建和发展和谐稳定的劳动关系。其主要内容包括总则、劳动合同的订立、劳动合同的履行和变更、劳动合同的解除和终止、特别规定、监督检查、法律责任等。

（5）《中华人民共和国劳动争议调解仲裁法》

《中华人民共和国劳动争议调解仲裁法》于2007年12月29日由第十届全国人民代表大会常务委员会第三十一次会议通过，自2008年5月1日起施行。《中华人民共和国劳动争议调解仲裁法》的立法宗旨是公正及时解决劳动争议，保护当事人合法权益，促进劳动关系和谐稳定。其主要内容包括总则、调解、仲裁、附则等。

（6）《中华人民共和国劳动法》

《中华人民共和国劳动法》于1994年7月5日由第八届全国人民代表大会常务委员会第八次会议通过，根据2018年12月29日第十三届全国人民代表大会常务委员会第七次会议《关于修改〈中华人民共和国劳动法〉等七部法律的决定》第二次修正，自 1995 年 1 月 1 日起施行。《中华人民共和国劳动法》的立法宗旨是保护劳动者的合法权益，调整劳动关系，建立和维护适应社会主义市场经济的劳动制度，促进经济发展和社会进步。其主要内容包括总则、促进就业、劳动合同和集体合同、工作时间和休息休假、工资、劳动安全卫生、女职工和未成年工特殊保护等。

（7）《中华人民共和国工会法》

《中华人民共和国工会法》于 1992 年 4 月 3 日由第七届全国人民代表大会第五次会议通过，根据 2021 年 12 月 24 日第十三届全国人民代表大会常务委员会第三十二次会议《关于修改〈中华人民共和国工会法〉的决定》第三次修正，自 1992 年 4 月 3 日起施行。《中华人民共和国工会法》的立法宗旨是保障工会在国家政治、经济和社会生活中的地位，确定工会的权利与义务，发挥工会在社会主义现代化建设事业中的作用。其主要内容包括总则、工会组织、工会的权利和义务、基层工会组织、工会的经费和财产、法律责任等。

拓展阅读

工伤保险是伴随工业化的进程而产生并发展起来的，是工业化社会的产物。1884 年 7 月 6 日，世界上第一部工伤保险法在德国诞生。之后，西方主要工业化国家相继进行了本国工伤保险的立法。

22. 工伤保险相关法规

工伤保险相关法规有《工伤保险条例》《社会保险经办条例》《使

用有毒物品作业场所劳动保护条例》《社会保险费征缴暂行条例》《劳动保障监察条例》等。

（1）《工伤保险条例》

《工伤保险条例》于 2003 年 4 月 27 日由中华人民共和国国务院令第 375 号公布，根据 2010 年 12 月 20 日《国务院关于修改〈工伤保险条例〉的决定》修订，自 2004 年 1 月 1 日起施行。《工伤保险条例》的立法宗旨是保障因工作遭受事故伤害或者患职业病的职工获得医疗救治和经济补偿，促进工伤预防和职业康复，分散用人单位的工伤风险。其主要内容包括总则、工伤保险基金、工伤认定、劳动能力鉴定、工伤保险待遇等。

（2）《社会保险经办条例》

《社会保险经办条例》于 2023 年 8 月 16 日由中华人民共和国国务院令第 765 号公布，自 2023 年 12 月 1 日起施行。《社会保险经办条例》的立法宗旨是规范社会保险经办，优化社会保险服务，保障社会保险基金安全，维护用人单位和个人的合法权益，促进社会公平。其主要内容包括总则、社会保险登记和关系转移、社会保险待遇核定和支付、社会保险经办服务和管理、社会保险经办监督等。

（3）《使用有毒物品作业场所劳动保护条例》

《使用有毒物品作业场所劳动保护条例》于 2002 年 5 月 12 日由中华人民共和国国务院令第 352 号公布，根据 2024 年 12 月 6 日《国务院关于修改和废止部分行政法规的决定》修订，自 2002 年 5 月 12 日起施行。《使用有毒物品作业场所劳动保护条例》的立法宗旨是保证作业场所安全使用有毒物品，预防、控制和消除职业中毒危害，保护劳动者的生命安全、身体健康及其相关权益。其主要内容包括总则、作业场所的预防措施、劳动过程的防护、职业健康监护、劳动者的权利与义务等。

（4）《社会保险费征缴暂行条例》

《社会保险费征缴暂行条例》于1999年1月22日由中华人民共和国国务院令第259号发布，根据2019年3月24日《国务院关于修改部分行政法规的决定》修订，自1999年1月22日起施行。《社会保险费征缴暂行条例》的立法宗旨是加强和规范社会保险费征缴工作，保障社会保险金的发放。其主要内容包括总则、征缴管理、监督检查等。

（5）《劳动保障监察条例》

《劳动保障监察条例》于2004年11月1日由中华人民共和国国务院令第423号公布，自2004年12月1日起施行。《劳动保障监察条例》的立法宗旨是贯彻实施劳动和社会保障法律、法规和规章，规范劳动保障监察工作，维护劳动者的合法权益。其主要内容包括总则、劳动保障监察职责、劳动保障监察的实施等。

23. 工伤保险相关规章制度

工伤保险相关规章制度有《部分行业企业工伤保险费缴纳办法》《职业病分类和目录》《劳动能力鉴定管理办法》《因工死亡职工供养亲属范围规定》《非法用工单位伤亡人员一次性赔偿办法》《工伤认定办法》《社会保险基金先行支付暂行办法》《工伤保险辅助器具配置管理办法》《社会保险个人权益记录管理办法》《社会保险基金行政监督办法》等。

（1）《部分行业企业工伤保险费缴纳办法》

《部分行业企业工伤保险费缴纳办法》于2010年12月31日由中华人民共和国人力资源和社会保障部令第10号公布，自2011年1月1日起施行。制定《部分行业企业工伤保险费缴纳办法》的目的是针对难以按照工资总额缴纳工伤保险费的行业，规定其缴纳工伤保险费的具体方式办法。

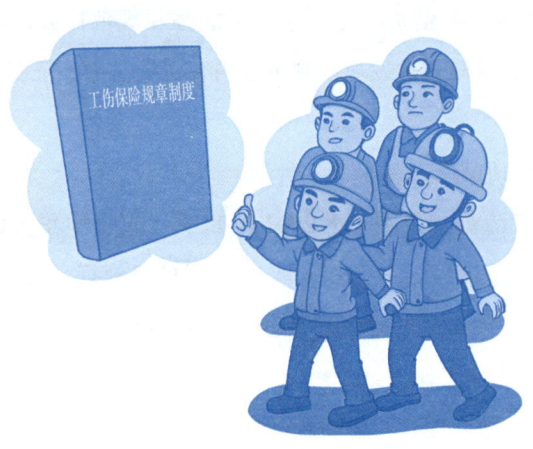

（2）《职业病分类和目录》

2024年12月11日，根据《中华人民共和国职业病防治法》有关规定，国家卫生健康委员会、人力资源和社会保障部、国家疾控局、全国总工会联合组织对职业病的分类和目录进行了调整。调整后的《职业病分类和目录》自2025年8月1日起实施。《职业病分类和目录》将职业病分为12类，分别为职业性尘肺病及其他呼吸系统疾病、职业性皮肤病、职业性眼病、职业性耳鼻喉口腔疾病、职业性化学中毒、物理因素所致职业病、职业性放射性疾病、职业性传染病、职业性肿瘤、职业性肌肉骨骼疾病、职业性精神和行为障碍、其他职业病。

（3）《劳动能力鉴定管理办法》

《劳动能力鉴定管理办法》于 2025 年 5 月 13 日由中华人民共和国人力资源和社会保障部、中华人民共和国国家卫生和健康委员会令第 55 号公布，自 2025 年 7 月 1 日起施行。制定《劳动能力鉴定管理办法》是为了加强劳动能力鉴定管理，规范劳动能力鉴定程序。该办法包括总则、鉴定程序、监督管理等多项内容。

（4）《因工死亡职工供养亲属范围规定》

《因工死亡职工供养亲属范围规定》于 2003 年 9 月 23 日由中华人民共和国劳动和保障部令第 18 号公布，自 2004 年 1 月 1 日起施行。制定《因工死亡职工供养亲属范围规定》是为了明确因工死亡职工供养亲属范围。因工死亡职工供养亲属是指该职工的配偶、子女、父母、祖父母、外祖父母、孙子女、外孙子女、兄弟姐妹。

（5）《非法用工单位伤亡人员一次性赔偿办法》

《非法用工单位伤亡人员一次性赔偿办法》于 2010 年 12 月 31 日由中华人民共和国人力资源和社会保障部令第 9 号公布，自 2011 年 1 月 1 日起施行。《非法用工单位伤亡人员一次性赔偿办法》规定，非法用工单位伤亡人员是指无营业执照或者未经依法登记、备案的单位以及被依法吊销营业执照或者撤销登记、备案的单位受到事故伤害或者患职业病的职工，或者用人单位使用童工造成的伤残、死亡童工。上述单位必须按照《非法用工单位伤亡人员一次性赔偿办法》向伤残职工或者死亡职工的近亲属、伤残童工或者死亡童工的近亲属给予一次性赔偿。

（6）《工伤认定办法》

《工伤认定办法》于2010年12月31日由中华人民共和国人力资源和社会保障部令第8号公布，自2011年1月1日起施行。制定《工伤认定办法》是为了规范工伤认定程序，依法进行工伤认定，维护当事人的合法权益。

（7）《社会保险基金先行支付暂行办法》

《社会保险基金先行支付暂行办法》于2011年6月29日由中华人民共和国人力资源和社会保障部令第15号公布，根据2018年12月14日《人力资源社会保障部关于修改部分规章的决定》修订，自2011年7月1日起施行。制定《社会保险基金先行支付暂行办法》是为了维护公民的社会保险合法权益，规范社会保险基金先行支付管理。

（8）《工伤保险辅助器具配置管理办法》

《工伤保险辅助器具配置管理办法》于2016年2月16日由中华人民共和国人力资源和社会保障部、中华人民共和国民政部、中华人民共和国国家卫生和计划生育委员会令第27号公布，根据2018年12月14日《人力资源社会保障部关于修改部分规章的决定》修订，自2016年4月1日起施行。制定《工伤保险辅助器具配置管理办法》是为了规范工伤保险辅助器具配置管理，维护工伤职工的合法权益。该办法主要内容包括总则、确认与配置程序、管理与监督等。

（9）《社会保险个人权益记录管理办法》

《社会保险个人权益记录管理办法》于2011年6月29日由中华人民共和国人力资源和社会保障部令第14号公布，自2011年7月1日起施行。制定《社会保险个人权益记录管理办法》是为了维护参保人员的合法权益，规范社会保险个人权益记录管理。该办法主要内容包括总则、采集和审核、保管和维护、查询和使用、保密和安全管理等。

（10）《社会保险基金行政监督办法》

《社会保险基金行政监督办法》于 2022 年 2 月 9 日由中华人民共和国人力资源和社会保障部令第 48 号公布，自 2022 年 3 月 18 日起施行。制定《社会保险基金行政监督办法》是为了保障社会保险基金安全，规范和加强社会保险基金行政监督。该办法主要内容包括总则、监督职责、监督权限、监督实施等。

拓展阅读

> 工伤保险制度建立后，工伤保险成为国家对职工履行的社会责任，同时成为职工依法享有的基本权利。工伤保险使职工的政治、社会和经济地位得到一定程度的提高，同时也在一定程度上缓解了工伤造成的社会矛盾，避免了劳资双方对立，有利于经济社会稳定发展，成为社会文明进步的标志之一。

24. 工伤保险相关标准规范

针对工伤保险，我国制定了多项标准规范，如《劳动能力鉴定 职工工伤与职业病致残等级》（GB/T 16180—2014）、《职业病诊断通则》（GBZ/T 265—2014）、《个体防护装备配备规范 第 1 部分：总则》（GB 39800.1—2020）、《工伤保险经办服务规范》（LD/T 04—2021）、《社会保险网上经办服务指南》（LD/T 01—2020）、《企业职工伤亡事故经济损失统计标准》(GB 6721—1986)等。

（1）职业病防治的相关标准规范

1)《劳动能力鉴定　职工工伤与职业病致残等级》(GB/T 16180—2014)规定了职工工伤与职业病致残劳动能力鉴定原则和分级标准，适用于职工在职业活动中因工负伤和因职业病致残程度的鉴定。

2)《职业病诊断通则》(GBZ/T 265—2014)规定了职业病诊断的基本原则和通用要求，适用于指导国家公布的《职业病分类和目录》中职业病（包括开放性条款）的诊断，但不适用于职业性放射性疾病的诊断。

3)《个体防护装备配备规范　第1部分：总则》(GB 39800.1—2020)规定了个体防护装备（劳动防护用品）配备的总体要求，包括配备原则、配备流程、作业场所危害因素的辨识和评估、个体防护装备的选择、追踪溯源、判废和更换、培训和使用等，适用于各用人单位个体防护装备的配备及管理，但不适用于各用人单位消防用个体防护装备的配备及管理。

（2）社会保险制度的相关标准规范

1)《工伤保险经办服务规范》(LD/T 04—2021)规定了工伤保险经办服务中参保缴费服务、工伤预防服务、工伤认定和劳动能力鉴定、协议机构管理和费用结算、工伤医疗服务、工伤康复服务、工伤辅助器具配置服务、个人工伤待遇审核与支付服务、基金管理、权益记录与档案查询服务、服务质量评价，以及主要业务表单（资料性附录）等内容，适用于包括各级社会保险经办机构为用人单位和个人提供的工伤保险经办服务，社会保险行政部门、行业协会、大型企业等在工伤保险经办服务部分环节的行为。

2)《社会保险网上经办服务指南》(LD/T 01—2020)规定了社会保险网上经办服务的术语和定义、基本原则、网上服务内容、网上服务管理、服务质量评价与改进,适用于各级社会保险经办机构、人力资源和社会保障信息化综合管理机构及经授权(委托)的服务机构提供社会保险网上经办服务。

(3)企业安全事故的相关标准规范

《企业职工伤亡事故经济损失统计标准》(GB 6721—1986)规定了企业职工伤亡事故经济损失的统计范围、计算方法和评价指标。

> **拓展阅读**
>
> 初期,工伤保险只覆盖了伤残事故的受害者。随着工业化进程的深入,各类职业病不断增加,职业病被逐步纳入工伤保险范围。1906年,英国通过的《职业补偿法修正案》最早将职业病纳入了工伤保险补偿范围。现在,世界各国的工伤保险制度都已将职业病包括在内。

第4章 劳动能力鉴定内容与伤残定级

25. 法律法规关于劳动能力鉴定的规定

劳动能力鉴定是获得工伤保险待遇的前提条件之一，随着工伤保险参保人数的增多，劳动能力鉴定工作的重要地位日益显现。

《中华人民共和国社会保险法》第三十六条明确要求劳动能力鉴定应当简捷、方便；《中华人民共和国职业病防治法》第四十五条规定，职业病伤残等级的鉴定办法由国务院劳动保障行政部门会同国务院卫生行政部门制定；《工伤保险条例》第四章专门规定了劳动能力鉴定的有关内容。

劳动能力鉴定知识学习手册

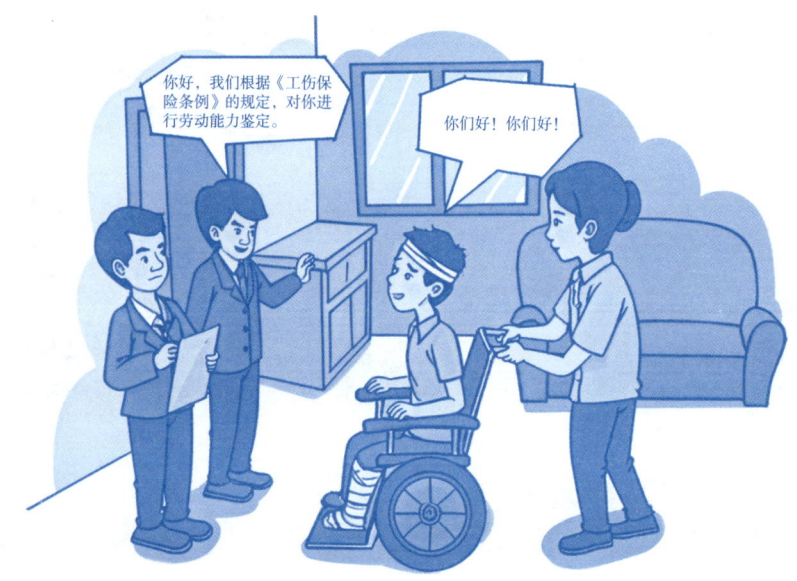

26. 工伤职工劳动能力鉴定判断依据

职工发生工伤，经治疗伤情相对稳定后存在残疾、影响劳动能力的，应当进行劳动能力鉴定。

劳动能力鉴定应依据工伤致残者于评定伤残等级技术鉴定时的器官损伤、功能障碍及其对医疗与日常生活护理的依赖程度，适当考虑伤残引起的社会心理因素影响，对伤残程度进行综合判定分级。

（1）器官损伤

器官损伤是工伤的直接后果，会导致器官缺损，但职业病不一定导致器官缺损。

（2）功能障碍

工伤后功能障碍的程度与器官缺损的部位及严重程度有关，职业病所致的功能障碍与疾病的严重程度相关。对功能障碍的判定，应以评定伤残等级技术鉴定时的医疗检查结果为依据，根据评残对象逐个确定。

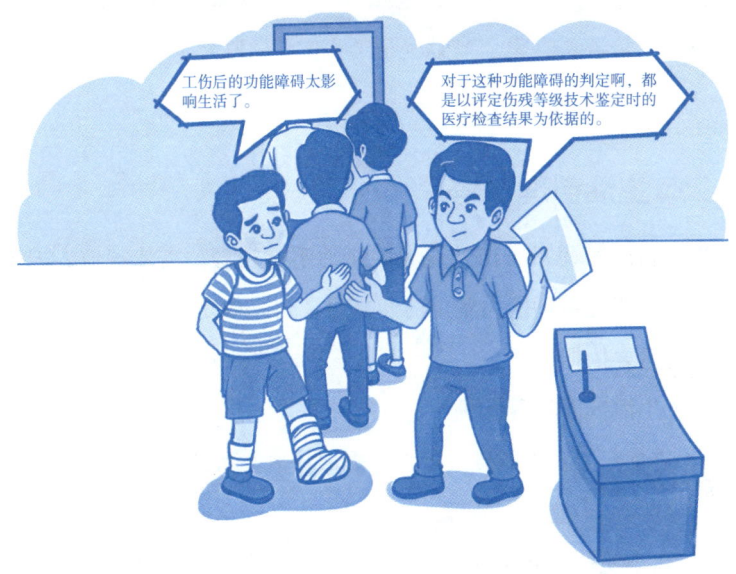

（3）医疗依赖

1）特殊医疗依赖：工伤致残后必须终身接受特殊药物、特殊医疗设备或装置进行治疗。

2）一般医疗依赖：工伤致残后仍需接受长期或终身药物治疗。

其中，特殊医疗依赖是划分三级以上伤残等级的依据之一；一般医疗依赖为五级以下伤残等级划分的依据之一；四级伤残可以为特殊医疗依赖，也可以为一般医疗依赖。

拓展阅读

> 和原用人单位保留工伤保险关系的工伤职工（或和原用人单位保留劳动关系的非参保工伤职工），经劳动能力鉴定后，必须终身或长期接受特殊药物、特殊医疗设备或装置进行治疗的（如依赖血液透析、人工呼吸机、免疫抑制剂、降血压药、降血糖药、抗凝剂、抗癫痫药等），可以提出工伤医疗依赖申请。

27. 生活自理障碍等级划分

生活自理障碍指工伤致残者因生活不能自理，需依赖他人护理。生活自理障碍是劳动能力鉴定的一部分，也是确定工伤职工生活护理费标准的重要依据。

（1）生活自理障碍范围

1）进食：完全不能自主进食，需依赖他人帮助。

2）翻身：不能自主翻身。

3）大小便：不能自主行动，排大小便需依靠他人帮助。

4）穿衣、洗漱：不能自己穿衣、洗漱，完全依赖他人帮助。

5）自主行动：不能自主走动。

（2）生活自理障碍程度

1）完全生活自理障碍：生活完全不能自理，上述5项均需护理。

2）大部分生活自理障碍：生活大部分不能自理，上述5项中3项或4项需要护理。

3）部分生活自理障碍：生活部分不能自理，上述5项中1项或2

项需要护理。

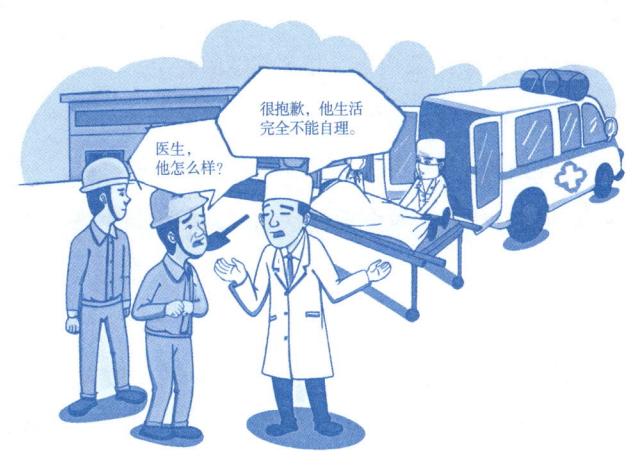

《工伤保险条例》第三十四条规定，工伤职工已经评定伤残等级并经劳动能力鉴定委员会确认需要生活护理的，从工伤保险基金按月支付生活护理费。生活护理费按照生活完全不能自理、生活大部分不能自理或者生活部分不能自理3个不同等级支付，其标准分别为统筹地区上年度职工月平均工资的50%、40%或者30%。

28. 残情门类划分和等级划分

（1）门类划分

按照临床医学分科和各学科间相互关联的原则，对残情的判定划分为5个门类：

1）神经内科、神经外科、精神科门：涉及神经系统损伤、精神疾病等相关问题的鉴定。

2）骨科、整形外科、烧伤科门：涉及骨骼系统损伤、整形手术需求、烧伤等相关问题的鉴定。

3）眼科、耳鼻喉科、口腔科门：涉及视力损伤、听力问题、耳鼻喉部损伤以及口腔颌面部损伤等相关问题的鉴定。

4）普外科、胸外科、泌尿生殖科门：涉及普通外科损伤、胸部损伤、泌尿系统损伤以及生殖系统损伤等相关问题的鉴定。

5）职业病内科门：涉及职业性疾病导致的内科问题，如呼吸系统、消化系统职业病的鉴定。

（2）残情等级划分

劳动功能障碍程度又称伤残程度。根据《工伤保险条例》第二十二条，劳动功能障碍分为10个伤残等级，最重的为一级，最轻的为十级。

29. 特殊情况下工伤职工劳动能力鉴定处理原则

《劳动能力鉴定 职工工伤与职业病致残等级》（GB/T 16180—2014）规定了职工工伤与职业病致残劳动能力鉴定原则和分级标准，以下根据该标准对特殊情况下的处理原则进行具体介绍。

（1）晋级原则

对于同一器官或者系统多处损伤，或一个以上器官不同部位同时受到损伤者，应先对单项伤残程度进行鉴定。如果几项伤残等级不同，以重者定级；如果两项及以上等级相同，最多晋升一级。

晋级原则是指在评定伤残等级时，在对单项伤残程度进行评定后，对多重损伤进行复合计算的一种伤残评定原则。晋级原则在我国一直通行，为正确确定伤残等级，进而辅助司法审判等带来了积极的影响。晋级原则在康复医学中的综合评定法中也有体现,康复医学中的评定方法虽不是晋级原则和方法,但是与晋级类似,都采用综合评定的方法。

(2)对原有伤残及合并症的处理

在劳动能力鉴定过程中,工伤或职业病后出现合并症,其致残等级的评定以鉴定时实际的致残结局为依据。如受工伤损害的器官原有伤残或疾病史,即单个或双器官(如双眼、四肢、肾脏)或系统损伤,本次鉴定时应检查本次伤情是否加重原有伤残,若加重原有伤残,鉴定时按实际的致残结局为依据;若本次伤情轻于原有伤残,鉴定时则按本次工伤伤情致残结局为依据。

 疑难解答

认定精神障碍与工伤、职业病相关应具备哪些条件?

认定需具备以下条件:

1)精神障碍的发病基础应有工伤、职业病的存在;

2)精神障碍的起病时间应与工伤、职业病的发生相一致;

3)精神障碍应随着工伤、职业病的改善和缓解而恢复正常;

4)无证据提示精神障碍的发病有其他原因(如强阳性家族病史)。

30. 一级伤残定级原则与鉴定标准

在现代社会的劳动与社会保障体系中,准确评估劳动功能障碍程度具有极为关键的意义。

（1）一级伤残定级原则

根据《劳动能力鉴定 职工工伤与职业病致残等级》（GB/T 16180—2014）相关规定，一级伤残定级原则：器官缺失或功能完全丧失，其他器官不能代偿，存在特殊医疗依赖，或完全或大部分或部分生活自理障碍。

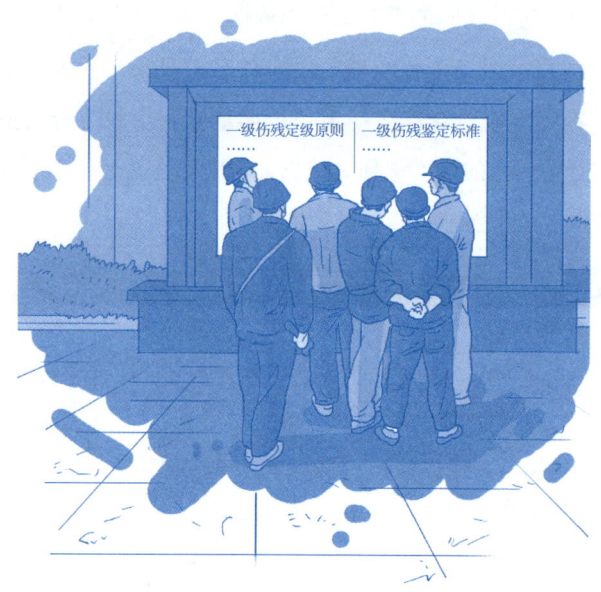

（2）一级伤残鉴定标准

凡符合一级伤残定级原则或下列情形之一的，均为工伤一级：

1）极重度智能损伤；

2）四肢瘫肌力≤3级或三肢瘫肌力≤2级；

3）重度非肢体瘫运动障碍；

4）面部重度毁容，同时伴有《劳动能力鉴定 职工工伤与职业病致残等级》（GB/T 16180—2014）表C.2中二级伤残之一者；

5）全身重度瘢痕形成，占体表面积≥90%，伴有脊柱及四肢大关节活动功能基本丧失；

6）双肘关节以上缺失或功能完全丧失；

7）双下肢膝上缺失及一上肢肘上缺失；

8）双下肢及一上肢瘢痕畸形，功能完全丧失；

9）双眼无光感或仅有光感但光定位不准者；

10）肺功能重度损伤和呼吸困难Ⅳ级，需终生依赖机械通气；

11）双肺或心肺联合移植术；

12）小肠切除≥90%；

13）肝切除后原位肝移植；

14）胆道损伤原位肝移植；

15）全胰切除；

16）双侧肾切除或孤肾切除术后，用透析维持或同种肾移植术后肾功能不全尿毒症期；

17）尘肺叁期伴肺功能重度损伤及（或）重度低氧血症[PO_2 < 5.3 kPa（< 40 mmHg），PO_2 指氧分压]；

18）其他职业性肺部疾患，伴肺功能重度损伤及（或）重度低氧血症[PO_2 < 5.3 kPa（< 40 mmHg）]；

19）放射性肺炎后，两叶以上肺纤维化伴重度低氧血症[PO_2 < 5.3 kPa（< 40 mmHg）]；

20）职业性肺癌伴肺功能重度损伤；

21）职业性肝血管肉瘤，重度肝功能损害；

22）肝硬化伴食道静脉破裂出血，肝功能重度损害；

23）肾功能不全尿毒症期，内生肌酐清除率持续< 10 mL/min,

或血浆肌酐水平持续＞707 μmol/L（8 mg/dL）。

31. 二级伤残定级原则与鉴定标准

（1）二级伤残定级原则

根据《劳动能力鉴定　职工工伤与职业病致残等级》（GB/T 16180—2014）相关规定，二级伤残定级原则：器官严重缺损或畸形，有严重功能障碍或并发症，存在特殊医疗依赖，或大部分或部分生活自理障碍。

（2）二级伤残鉴定标准

凡符合二级伤残定级原则或下列情形之一的，均为工伤二级：

1）重度智能损伤；

2）三肢瘫肌力3级；

3）偏瘫肌力≤2级；

4）截瘫肌力≤2级；

5）双手全肌瘫肌力≤2级；

6）完全感觉性或混合性失语；

7）全身重度瘢痕形成，占体表面积≥80%，伴有四肢大关节中3个以上活动功能受限；

8）全面部瘢痕或植皮伴有重度毁容；

9）双侧前臂缺失或双手功能完全丧失；

10）双下肢瘢痕畸形，功能完全丧失；

11）双膝以上缺失；

12）双膝、双踝关节功能完全丧失；

13）同侧上下肢缺失或功能完全丧失；

14）四肢大关节（肩、髋、膝、肘）中4个及以上关节功能完全丧失；

15）一眼有或无光感，另眼矫正视力≤0.02，或视野≤8%（或半径≤5°）；

16）无吞咽功能，完全依赖胃管进食；

17）双侧上颌骨或双侧下颌骨完全缺损；

18）一侧上颌骨及对侧下颌骨完全缺损，并伴有颜面软组织损伤>30 cm²；

19）一侧全肺切除并胸廓成形术，呼吸困难Ⅲ级；

20）心功能不全三级；

21）食管闭锁或损伤后无法行食管重建术，依赖胃造瘘或空肠造瘘进食；

22）小肠切除3/4，合并短肠综合征；

23）肝切除3/4，合并肝功能重度损害；

24）肝外伤后发生门脉高压三联症或发生布-加（Budd-chiari）综合征；

25）胆道损伤致肝功能重度损害；

26）胰次全切除，胰腺移植术后；

27）孤肾部分切除后，肾功能不全失代偿期；

28）肺功能重度损伤及（或）重度低氧血症；

29）尘肺叁期伴肺功能中度损伤及（或）中度低氧血症；

30）尘肺贰期伴肺功能重度损伤及（或）重度低氧血症[PO_2 < 5.3 kPa（< 40 mmHg）]；

31）尘肺叁期伴活动性肺结核；

32）职业性肺癌或胸膜间皮瘤；

33）职业性急性白血病；

34）急性重型再生障碍性贫血；

35）慢性重度中毒性肝病；

36）肝血管肉瘤；

37）肾功能不全尿毒症期，内生肌酐清除率持续 < 25 mL/min，或血浆肌酐水平持续 > 450 μmol/L（5 mg/dL）；

38）职业性膀胱癌；

39）放射性肿瘤。

32. 三级伤残定级原则与鉴定标准

（1）三级伤残定级原则

根据《劳动能力鉴定 职工工伤与职业病致残等级》（GB/T 16180—2014）相关规定，三级伤残定级原则：器官严重缺损或畸形，有严重功能障碍或并发症，存在特殊医疗依赖，或部分生活自理障碍。

（2）三级伤残鉴定标准

凡符合三级伤残定级原则或下列情形之一的，均为工伤三级：

1）精神病性症状，经系统治疗1年后仍表现为危险或冲动行为者；

2）精神病性症状，经系统治疗1年后仍缺乏生活自理能力者；

3）偏瘫肌力3级；

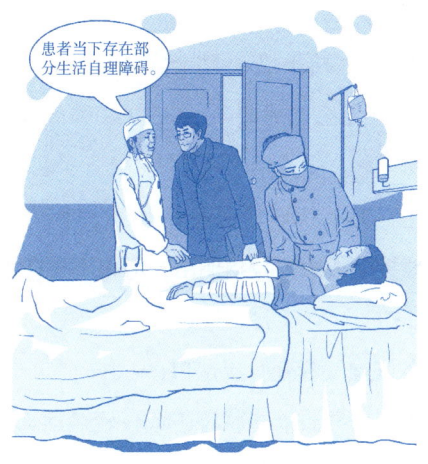

4）截瘫肌力 3 级；

5）双足全肌瘫肌力 ≤ 2 级；

6）中度非肢体瘫运动障碍；

7）完全性失用、失写、失读、失认等具有两项及两项以上者；

8）全身重度瘢痕形成，占体表面积 ≥ 70%，伴有四肢大关节中 2 个以上活动功能受限；

9）面部瘢痕或植皮 ≥ 2/3 并有中度毁容；

10）一手缺失，另一手拇指缺失；

11）双手拇指、食指缺失或功能完全丧失；

12）一手功能完全丧失，另一手拇指功能完全丧失；

13）双髋关节、双膝关节中，有一个关节缺失或功能完全丧失及另一关节重度功能障碍；

14）双膝以下缺失或功能完全丧失；

15）一侧髋关节、膝关节畸形，功能完全丧失；

16）非同侧腕上、踝上缺失；

17）非同侧上下肢瘢痕畸形，功能完全丧失；

18）一眼有或无光感，另眼矫正视力 ≤ 0.05 或视野 ≤ 16%（半径 ≤ 10°）；

19）双眼矫正视力 < 0.05 或视野 ≤ 16%（半径 ≤ 10°）；

20）一侧眼球摘除或眼内容物剜出，另眼矫正视力 < 0.1 或视野 ≤ 24%（或半径 ≤ 15°）；

21）呼吸完全依赖气管套管或造口；

22）喉或气管损伤导致静止状态下或仅轻微活动即有呼吸困难；

23）同侧上下颌骨均完全缺损；

24）一侧上颌骨或下颌骨完全缺损，伴颜面部软组织损伤 > 30 cm^2；

25）舌缺损 > 全舌的 2/3；

26）一侧全肺切除并胸廓成形术；

27）一侧胸廓成形术，肋骨切除 6 根以上；

28）一侧全肺切除并隆凸切除成形术；

29）一侧全肺切除并大血管重建术；

30）Ⅲ度房室传导阻滞；

31）肝切除 2/3，并肝功能中度损害；

32）胰次全切除，胰岛素依赖；

33）一侧肾切除，对侧肾功能不全失代偿期；

34）双侧输尿管狭窄，肾功能不全失代偿期；

35）永久性输尿管腹壁造瘘；

36）膀胱全切除；

37）尘肺叁期；

38）尘肺贰期伴肺功能中度损伤及（或）中度低氧血症；

39）尘肺贰期合并活动性肺结核；

40）放射性肺炎后两叶肺纤维化，伴肺功能中度损伤及（或）中度低氧血症；

41）粒细胞缺乏症；

42）再生障碍性贫血；

43）职业性慢性白血病；

44）中毒性血液病，骨髓增生异常综合征；

45）中毒性血液病，严重出血或血小板含量 $\leq 2 \times 10^{10}$/L；

46）砷性皮肤癌；

47）放射性皮肤癌。

33. 四级伤残定级原则与鉴定标准

（1）四级伤残定级原则

根据《劳动能力鉴定 职工工伤与职业病致残等级》（GB/T 16180—2014）相关规定，四级伤残定级原则：器官严重缺损或畸形，有严重功能障碍或并发症，存在特殊医疗依赖，或部分生活自理障碍或无生活自理障碍。

（2）四级伤残鉴定标准

凡符合四级伤残定级原则或下列情形之一的，均为工伤四级：

1）中度智能损伤；

2）重度癫痫；

3）精神病性症状，经系统治疗1年后仍缺乏社交能力者；

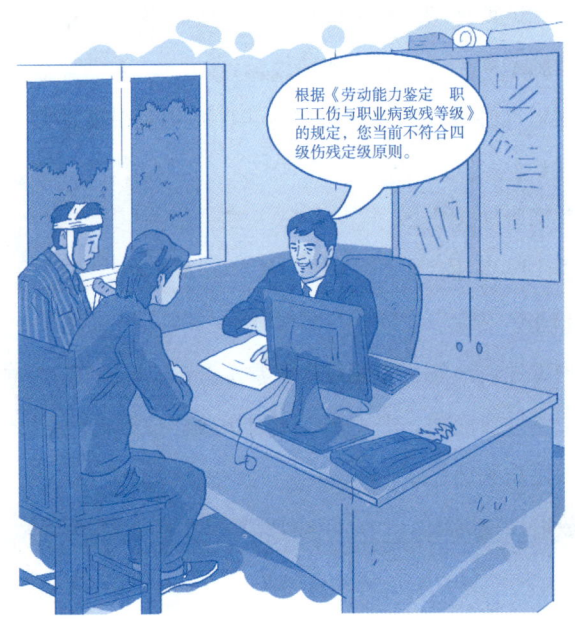

4）单肢瘫肌力≤2级；

5）双手部分肌瘫肌力≤2级；

6）脑脊液漏伴有颅底骨缺损不能修复或反复手术失败；

7）面部中度毁容；

8）全身瘢痕面积≥60%，四肢大关节中1个关节活动功能受限；

9）面部瘢痕或植皮≥1/2并有轻度毁容；

10）双拇指完全缺失或功能完全丧失；

11）一侧手功能完全丧失，另一手部分功能丧失；

12）一侧肘上缺失；

13）一侧膝以下缺失，另一侧前足缺失；

14）一侧膝以上缺失；

15）一侧踝以下缺失，另一足畸形行走困难；

16）一眼有或无光感，另眼矫正视力＜0.2 视野≤32%（或半径≤20°）；

17）一眼矫正视力＜0.05，另眼矫正视力≤0.1；

18）双眼矫正视力＜0.1 或视野≤32%（或半径≤20°）；

19）双耳听力损失≥91 dB；

20）牙关紧闭或因食管狭窄只能进流食；

21）一侧上颌骨缺损 1/2，伴颜面部软组织损伤＞20 cm²；

22）下颌骨缺损长 6 cm 以上的区段，伴口腔、颜面软组织损伤＞20 cm²；

23）双侧颞下颌关节骨性强直，完全不能张口；

24）面颊部洞穿性缺损＞20 cm²；

25）双侧完全性面瘫；

26）一侧全肺切除术；

27）双侧肺叶切除术；

28）肺叶切除后并胸廓成形术后；

29）肺叶切除并隆凸切除成形术后；

30）一侧肺移植术；

31）心瓣膜置换术后；

32）心功能不全二级；

33）食管重建术后吻合口狭窄，仅能进流食者；

34）全胃切除；

35）胰头、十二指肠切除；

36）小肠切除 3/4；

37）小肠切除 2/3，包括回盲部切除；

38）全结肠、直肠、肛门切除，回肠造瘘；

39）外伤后肛门排便重度障碍或失禁；

40）肝切除 2/3；

41）肝切除 1/2，肝功能轻度损害；

42）胆道损伤致肝功能中度损害；

43）甲状旁腺功能重度损害；

44）肾修补术后，肾功能不全失代偿期；

45）输尿管修补术后，肾功能不全失代偿期；

46）永久性膀胱造瘘；

47）重度排尿障碍；

48）神经源性膀胱，残余尿 $\geqslant 50$ mL；

49）双侧肾上腺缺损；

50）尘肺贰期；

51）尘肺壹期伴肺功能中度损伤及（或）中度低氧血症；

52）尘肺壹期伴活动性肺结核；

53）病态窦房结综合征（需安装起搏器者）；

54）放射性损伤致肾上腺皮质功能明显减退；

55）放射性损伤致免疫功能明显减退。

34. 五级伤残定级原则与鉴定标准

（1）五级伤残定级原则

根据《劳动能力鉴定　职工工伤与职业病致残等级》（GB/T 16180—

2014）相关规定，五级伤残定级原则：器官大部缺损或明显畸形，有较重功能障碍或并发症，存在一般医疗依赖，无生活自理障碍。

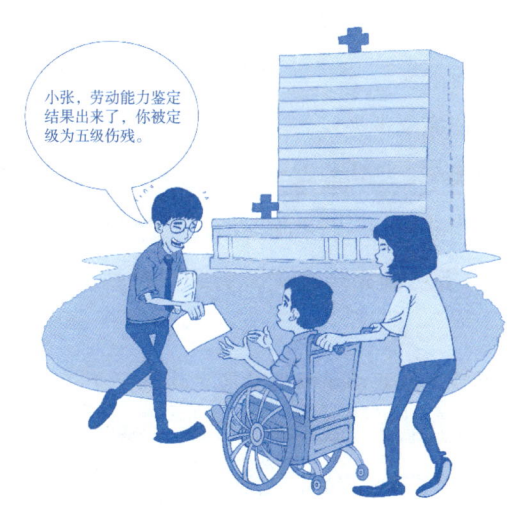

（2）五级伤残鉴定标准

凡符合五级伤残定级原则或下列情形之一的，均为工伤五级：

1）四肢瘫肌力4级；

2）单肢瘫肌力3级；

3）双手部分肌瘫肌力3级；

4）一手全肌瘫肌力≤2级；

5）双足全肌瘫肌力3级；

6）完全运动性失语；

7）完全性失用、失写、失读、失认等具有一项者；

8）不完全性失用、失写、失读、失认等具有多项者；

9）全身瘢痕占体表面积≥50%，并有关节活动功能受限；

10）面部瘢痕或植皮≥1/3并有毁容标准中的一项；

11）脊柱骨折后遗30°以上侧弯或后凸畸形，伴严重根性神经痛；

12）一侧前臂缺失；

13）一手功能完全丧失；

14）肩、肘关节之一功能完全丧失；

15）一手拇指缺失，另一手除拇指外三指缺失；

16）一手拇指功能完全丧失，另一手除拇指外三指功能完全丧失；

17）双前足缺失或双前足瘢痕畸形，功能完全丧失；

18）双跟骨足底软组织缺损瘢痕形成，反复破溃；

19）一髋（或一膝）功能完全丧失；

20）四肢大关节之一人工关节术后遗留重度功能障碍；

21）一侧膝以下缺失；

22）第Ⅲ对脑神经麻痹；

23）双眼外伤性青光眼术后，需用药物维持眼压者；

24）一眼有或无光感，另眼矫正视力≤0.3或视野≤40%（或半径≤25°）；

25）一眼矫正视力＜0.05，另眼矫正视力≤0.2；

26）一眼矫正视力＜0.1，另眼矫正视力等于0.1；

27）双眼视野≤40%（或半径≤25°）；

28）双耳听力损失≥81 dB；

29）喉或气管损伤导致一般活动及轻工作时有呼吸困难；

30）吞咽困难，仅能进半流食；

31）双侧喉返神经损伤，喉保护功能丧失致饮食呛咳、误吸；

32）一侧上颌骨缺损 > 1/4，但 < 1/2，伴软组织损伤 > 10 cm^2，但 < 20 cm^2；

33）下颌骨缺损长 4 cm 以上的区段，伴口腔、颜面软组织损伤 > 10 cm^2；

34）一侧完全面瘫，另一侧不完全面瘫；

35）双肺叶切除术；

36）肺叶切除术并大血管重建术；

37）隆凸切除成形术；

38）食管重建术后吻合口狭窄，仅能进半流食者；

39）食管气管或支气管瘘；

40）食管胸膜瘘；

41）胃切除 3/4；

42）小肠切除 2/3，包括回肠大部分；

43）肛门、直肠、结肠部分切除，结肠造瘘；

44）肝切除 1/2；

45）胰切除 2/3；

46）甲状腺功能重度损害；

47）一侧肾切除，对侧肾功能不全代偿期；

48）一侧输尿管狭窄，肾功能不全代偿期；

49）尿道瘘不能修复者；

50）两侧睾丸、附睾缺损；

51）放射性损伤致生殖功能重度损伤；

52）阴茎全缺损；

53）双侧卵巢切除；

54）阴道闭锁；

55）会阴部瘢痕挛缩伴有阴道或尿道或肛门狭窄；

56）肺功能中度损伤或中度低氧血症；

57）莫氏Ⅱ型Ⅱ度房室传导阻滞；

58）病态窦房结综合征（不需安起搏器者）；

59）中毒性血液病，血小板减少（$\leqslant 4 \times 10^{10}$/L）并有出血倾向；

60）中毒性血液病，白细胞含量持续＜3×10^9/L（＜3 000/mm^3）或粒细胞含量＜1.5×10^9/L（1 500/mm^3）；

61）慢性中度中毒性肝病；

62）肾功能不全失代偿期，内生肌酐清除率持续＜50 mL/min 或血浆肌酐水平持续＞177 μmol/L（2 mg/dL）；

63）放射性损伤致睾丸萎缩；

64）慢性重度磷中毒；

65）重度手臂振动病。

35. 六级伤残定级原则与鉴定标准

（1）六级伤残定级原则

根据《劳动能力鉴定 职工工伤与职业病致残等级》（GB/T 16180—2014）相关规定，六级伤残定级原则：器官大部缺损或明显畸形，有中等功能障碍或并发症，存在一般医疗依赖，无生活自理障碍。

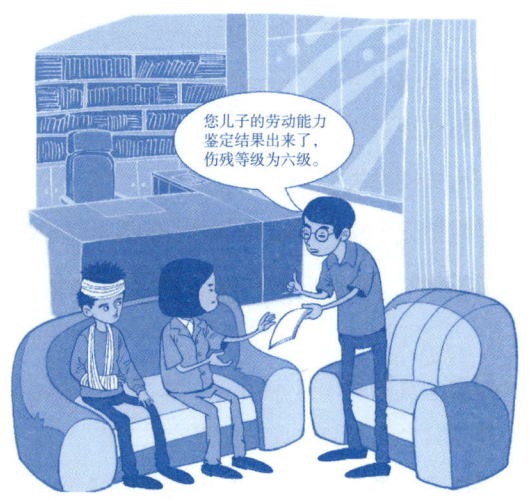

（2）六级伤残鉴定标准

凡符合六级伤残定级原则或下列情形之一的，均为工伤六级：

1）癫痫中度；

2）轻度智能损伤；

3）精神病性症状，经系统治疗 1 年后仍影响职业劳动能力者；

4）三肢瘫肌力 4 级；

5）截瘫双下肢肌力 4 级伴轻度排尿障碍；

6）双手全肌瘫肌力 4 级；

7）一手全肌瘫肌力 3 级；

8）双足部分肌瘫肌力 ≤ 2 级；

9）单足全肌瘫肌力 ≤ 2 级；

10）轻度非肢体瘫运动障碍；

11）不完全性感觉性失语；

12）面部重度异物色素沉着或脱失；

13）面部瘢痕或植皮≥1/3；

14）全身瘢痕面积≥40%；

15）撕脱伤后头皮缺失1/5以上；

16）一手一拇指完全缺失，连同另一手非拇指二指缺失；

17）一拇指功能完全丧失，另一手除拇指外有二指功能完全丧失；

18）一手三指（含拇指）缺失；

19）除拇指外其余四指缺失或功能完全丧失；

20）一侧踝以下缺失，或踝关节畸形且功能完全丧失；

21）下肢骨折成角畸形＞15°，并有肢体短缩4 cm以上；

22）一前足缺失，另一足仅残留拇趾；

23）一前足缺失，另一足除拇趾外，2~5趾畸形，功能完全丧失；

24）一足功能完全丧失，另一足部分功能丧失；

25）一髋或一膝关节功能重度障碍；

26）单侧跟骨足底软组织缺损瘢痕形成，反复破溃；

27）一侧眼球摘除，或一侧眼球明显萎缩且无光感；

28）一眼有或无光感，另一眼矫正视力≥0.4；

29）一眼矫正视力≤0.05，另一眼矫正视力≥0.3；

30）一眼矫正视力≤0.1，另一眼矫正视力≥0.2；

31）双眼矫正视力≤0.2或视野≤48%（或半径≤30°）；

32）第Ⅳ或第Ⅵ对脑神经麻痹，或眼外肌损伤致复视的；

33）双耳听力损失≥71 dB；

34）双侧前庭功能丧失，睁眼行走困难，不能并足站立；

35）单侧或双侧颞下颌关节强直，张口困难Ⅲ度；

36）一侧上颌骨缺损 1/4，伴口腔、颜面软组织损伤 > 10 cm^2；

37）面部软组织缺损 > 20 cm^2，伴发涎瘘；

38）舌缺损 > 舌的 1/3，但 < 舌的 2/3；

39）双侧颧骨并颧弓骨折，伴有开口困难Ⅱ度以上及颜面部畸形经手术复位者；

40）双侧下颌骨髁状突颈部骨折，伴有开口困难Ⅱ度以上及咬合关系改变，经手术治疗者；

41）一侧完全性面瘫；

42）肺叶切除并肺段或楔形切除术；

43）肺叶切除并支气管成形术后；

44）支气管（或气管）胸膜瘘；

45）冠状动脉旁路移植术；

46）大血管重建术；

47）胃切除 2/3；

48）小肠切除 1/2，包括回盲部；

49）肛门外伤后排便轻度障碍或失禁；

50）肝切除 1/3；

51）胆道损伤致肝功能轻度损伤；

52）腹壁缺损面积≥腹壁的 1/4；

53）胰切除 1/2；

54）甲状腺功能中度损害；

55）甲状旁腺功能中度损害；

56）肾损伤性高血压；

57）尿道狭窄经系统治疗1年后仍需定期行扩张术；

58）膀胱部分切除合并轻度排尿障碍；

59）两侧睾丸创伤后萎缩，血睾酮低于正常值；

60）放射性损伤致生殖功能轻度损伤；

61）双侧输精管缺损，不能修复；

62）阴茎部分缺损；

63）女性双侧乳房完全缺损或严重瘢痕畸形；

64）子宫切除；

65）双侧输卵管切除；

66）尘肺壹期伴肺功能轻度损伤及（或）轻度低氧血症；

67）放射性肺炎后肺纤维化（<两叶），伴肺功能轻度损伤及（或）轻度低氧血症；

68）其他职业性肺部疾患，伴肺功能轻度损伤；

69）白血病完全缓解；

70）中毒性肾病，持续性低分子蛋白尿伴白蛋白尿；

71）中毒性肾病，肾小管浓缩功能减退；

72）放射性损伤致肾上腺皮质功能轻度减退；

73）放射性损伤致甲状腺功能低下；

74）减压性骨坏死Ⅲ期；

75）中度手臂振动病；

76）慢性重度氟及其无机化合物性中毒。

> **拓展阅读**
>
> 根据《工伤保险条例》第三十六条，职工因工致残被鉴定为五级、六级伤残的，享受以下待遇：
>
> （1）从工伤保险基金按伤残等级支付一次性伤残补助金，标准：五级伤残为18个月的本人工资，六级伤残为16个月的本人工资。
>
> （2）保留与用人单位的劳动关系，由用人单位安排适当工作。难以安排工作的，由用人单位按月发给伤残津贴，标准：五级伤残为本人工资的70%，六级伤残为本人工资的60%，并由用人单位按照规定为其缴纳应缴纳的各项社会保险费。伤残津贴实际金额低于当地最低工资标准的，由用人单位补足差额。
>
> 经工伤职工本人提出，该职工可以与用人单位解除或者终止劳动关系，由工伤保险基金支付一次性工伤医疗补助金，由用人单位支付一次性伤残就业补助金。一次性工伤医疗补助金和一次性伤残就业补助金的具体标准由省、自治区、直辖市人民政府规定。

36. 七级伤残定级原则与鉴定标准

（1）七级伤残定级原则

根据《劳动能力鉴定 职工工伤与职业病致残等级》（GB/T 16180—2014）相关规定，七级伤残定级原则：器官大部缺损或畸形，有轻度功能障碍或并发症，存在一般医疗依赖，无生活自理障碍。

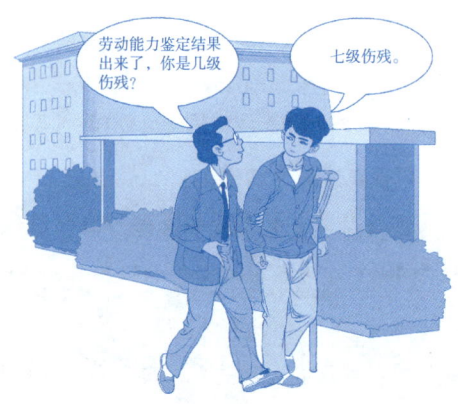

（2）七级伤残鉴定标准

凡符合七级伤残定级原则或下列情形之一的，均为工伤七级：

1）偏瘫肌力4级；

2）截瘫肌力4级；

3）单手部分肌瘫肌力3级；

4）双足部分肌瘫肌力3级；

5）单足全肌瘫肌力3级；

6）中毒性周围神经病致深感觉障碍；

7）人格改变或边缘智能，经系统治疗1年后仍存在明显社会功能受损者；

8）不完全性运动性失语；

9）不完全性失用、失写、失读和失认等具有一项者；

10）符合重度毁容标准中的两项者；

11）烧伤后颅骨全层缺损≥30 cm^2，或在硬脑膜上植皮面积≥10 cm^2；

12）颈部瘢痕挛缩，影响颈部活动；

13）全身瘢痕面积≥30%；

14）面部瘢痕、异物或植皮伴色素改变占面部的10%以上；

15）骨盆骨折内固定术后，骨盆环不稳定，骶髂关节分离；

16）一手除拇指外，其他2~3指（含食指）近侧指间关节离断；

17）一手除拇指外，其他2~3指（含食指）近侧指间关节功能完全丧失；

18）肩关节、肘关节之一损伤后遗留关节重度功能障碍；

19）一腕关节功能完全丧失；

20）一足1~5趾缺失；

21）一前足缺失；

22）四肢大关节之一人工关节术后，基本能生活自理；

23）四肢大关节之一关节内骨折导致创伤性关节炎，遗留中重度功能障碍；

24）下肢伤后短缩＞2 cm，但≤4 cm者；

25）膝关节韧带损伤术后关节不稳定，伸屈功能正常者；

26）一眼有或无光感，另眼矫正视力≥0.8；

27）一眼有或无光感，另一眼各种客观检查正常；

28）一眼矫正视力≤0.05，另眼矫正视力≥0.6；

29）一眼矫正视力≤0.1，另眼矫正视力≥0.4；

30）双眼矫正视力≤0.3或视野≤64%（或半径≤40°）；

31）单眼外伤性青光眼术后，需用药物维持眼压者；

32）双耳听力损失≥56 dB；

33）咽成形术后，咽下运动不正常；

34）牙槽骨损伤长度≥8 cm，牙齿脱落 10 个及以上；

35）单侧颧骨并颧弓骨折，伴有开口困难Ⅱ度以上及颜面部畸形经手术复位者；

36）双侧不完全性面瘫；

37）肺叶切除术；

38）限局性脓胸行部分胸廓成形术；

39）气管部分切除术；

40）食管重建术后伴反流性食管炎；

41）食管外伤或成形术后咽下运动不正常；

42）胃切除 1/2；

43）小肠切除 1/2；

44）结肠大部分切除；

45）肝切除 1/4；

46）胆道损伤，胆肠吻合术后；

47）脾切除；

48）胰切除 1/3；

49）女性双侧乳房部分缺损；

50）一侧肾切除；

51）膀胱部分切除；

52）轻度排尿障碍；

53）阴道狭窄；

54）尘肺壹期，肺功能正常；

55）放射性肺炎后肺纤维化（＜两叶），肺功能正常；

56）轻度低氧血症；

57）心功能不全一级；

58）再生障碍性贫血完全缓解；

59）白细胞减少症，含量持续 < 4×10^9/L（4 000/mm³）；

60）中性粒细胞减少症，含量持续 < 2×10^9/L（2 000/mm³）；

61）慢性轻度中毒性肝病；

62）肾功能不全代偿期，内生肌酐清除率 < 70 mL/min；

63）三度牙酸蚀病。

37. 八级伤残定级原则与鉴定标准

（1）八级伤残定级原则

根据《劳动能力鉴定　职工工伤与职业病致残等级》（GB/T 16180—2014）相关规定，八级伤残定级原则：器官部分缺损，形态异常，轻度功能障碍，存在一般医疗依赖，无生活自理障碍。

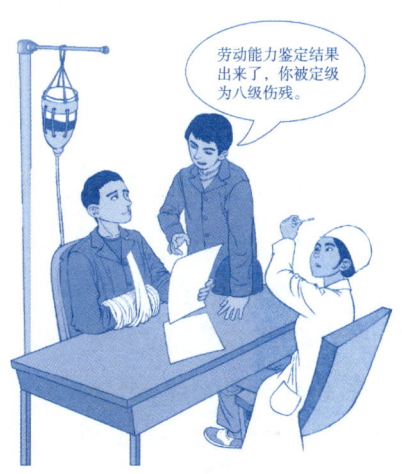

（2）八级伤残鉴定标准

凡符合八级伤残定级原则或下列情形之一的，均为工伤八级：

1）单肢体瘫肌力4级；

2）单手全肌瘫肌力4级；

3）双手部分肌瘫肌力4级；

4）双足部分肌瘫肌力4级；

5）单足部分肌瘫肌力≤3级；

6）脑叶部分切除术后；

7）符合重度毁容标准中的一项者；

8）面部烧伤植皮≥1/5；

9）面部轻度异物沉着或色素脱失；

10）双侧耳郭部分或一侧耳郭大部分缺损；

11）全身瘢痕面积≥20%；

12）一侧或双侧眼睑明显缺损；

13）脊椎压缩性骨折，椎体前缘高度减少1/2以上者或脊柱不稳定性骨折；

14）3个及以上节段脊柱内固定术；

15）一手除拇指、食指外，有两指近侧指间关节离断；

16）一手除拇指、食指外，有两指近侧指间关节功能完全丧失；

17）一拇指指间关节离断；

18）一拇指指间关节畸形，功能完全丧失；

19）一足拇趾缺失，另一足非拇趾一趾缺失；

20）一足拇趾畸形，功能完全丧失，另一足非拇趾一趾畸形；

21）一足除拇趾外，其他三趾缺失；

22）一足除拇趾外，其他四趾瘢痕畸形，功能完全丧失；

23）因开放骨折感染形成慢性骨髓炎，反复发作者；

24）四肢大关节之一关节内骨折导致创伤性关节炎，遗留轻度功能障碍；

25）急性放射性皮肤损伤Ⅳ度及慢性放射性皮肤损伤手术治疗后影响肢体功能；

26）放射性皮肤溃疡经久不愈者；

27）一眼矫正视力≤0.2，另眼矫正视力≥0.5；

28）双眼矫正视力等于0.4；

29）双眼视野≤80%（或半径≤50°）；

30）一侧或双侧睑外翻或睑闭合不全者；

31）上睑下垂盖及瞳孔1/3者；

32）睑球粘连影响眼球转动者；

33）外伤性青光眼行抗青光眼手术后眼压控制正常者；

34）双耳听力损失≥41 dB或一耳≥91 dB；

35）喉或气管损伤导致体力劳动时有呼吸困难；

36）喉源性损伤导致发声及言语困难；

37）牙槽骨损伤长度≥6 cm，牙齿脱落8个及以上者；

38）舌缺损＜舌的1/3；

39）双侧鼻腔或鼻咽部闭锁；

40）双侧颞下颌关节强直，张口困难Ⅱ度；

41）上下颌骨骨折，经牵引、固定治疗后有功能障碍者；

42）双侧颧骨并颧弓骨折，无开口困难，颜面部凹陷畸形不明显，不需手术复位；

43）肺段切除术；

44）支气管成形术；

45）双侧≥3根肋骨骨折致胸廓畸形；

46）膈肌破裂修补术后，伴膈神经麻痹；

47）心脏、大血管修补术；

48）心脏异物滞留或异物摘除术；

49）肺功能轻度损伤；

50）食管重建术后，进食正常者；

51）胃部分切除；

52）小肠部分切除；

53）结肠部分切除；

54）肝部分切除；

55）腹壁缺损面积＜腹壁的1/4；

56）脾部分切除；

57）胰部分切除；

58）甲状腺功能轻度损害；

59）甲状旁腺功能轻度损害；

60）尿道修补术；

61）一侧睾丸、附睾切除；

62）一侧输精管缺损，不能修复；

63）脊髓神经周围神经损伤，或盆腔、会阴手术后遗留性功能障碍；

64）一侧肾上腺缺损；

65）单侧输卵管切除；

66）单侧卵巢切除；

67）女性单侧乳房切除或严重瘢痕畸形；

68）其他职业性肺疾患，肺功能正常；

69）中毒性肾病，持续低分子蛋白尿；

70）慢性中度磷中毒；

71）慢性中度氟及其无机化合物中毒；

72）减压性骨坏死Ⅱ期；

73）轻度手臂振动病；

74）二度牙酸蚀。

38. 九级伤残定级原则与鉴定标准

（1）九级伤残定级原则

根据《劳动能力鉴定 职工工伤与职业病致残等级》(GB/T 16180—2014)相关规定，九级伤残定级原则：器官部分缺损，形态异常，轻度功能障碍，无医疗依赖或者存在一般医疗依赖，无生活自理障碍。

（2）九级伤残鉴定标准

凡符合九级伤残定级原则或下列情形之一的，均为工伤九级：

1）癫痫轻度；

2）中毒性周围神经病致浅感觉障碍；

3）脑挫裂伤无功能障碍；

4）开颅手术后无功能障碍；

5）颅内异物无功能障碍；

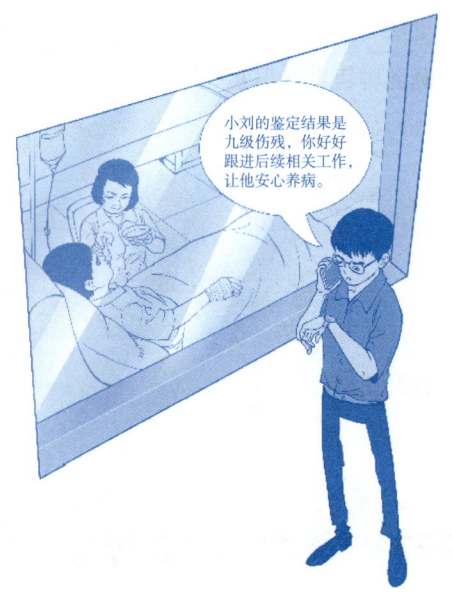

6）颈部外伤致颈总动脉、颈内动脉狭窄，支架置入或血管搭桥手术后无功能障碍；

7）符合中度毁容标准中的两项或轻度毁容者；

8）发际边缘瘢痕性秃发或其他部位秃发，需戴假发者；

9）全身瘢痕占体表面积≥5%；

10）面部有≥8 cm² 或三处以上≥1 cm² 的瘢痕；

11）两个以上横突骨折；

12）脊椎压缩性骨折，椎体前缘高度减少小于1/2者；

13）椎间盘髓核切除术后；

14）1~2节脊柱内固定术；

15）一拇指末节部分1/2缺失；

16）一手食指2~3节缺失；

17）一拇指指间关节僵直于功能位；

18）除拇指外，余 3~4 指末节缺失；

19）一足拇趾末节缺失；

20）除拇趾外其他二趾缺失或瘢痕畸形，功能不全；

21）跖骨或跗骨骨折影响足弓者；

22）外伤后膝关节半月板切除、髌骨切除、膝关节交叉韧带修补术后；

23）四肢长管状骨骨折内固定或外固定支架术后；

24）髌骨、跟骨、距骨、下颌骨或骨盆骨折内固定术后；

25）第 V 对脑神经眼支麻痹；

26）眶壁骨折致眼球内陷、两眼球突出度相差 > 2 mm 或错位变形影响外观者；

27）一眼矫正视力 ≤ 0.3，另眼矫正视力 > 0.6；

28）双眼矫正视力等于 0.5；

29）泪器损伤，手术无法改进溢泪者；

30）双耳听力损失 ≥ 31 dB 或一耳损失 ≥ 71 dB；

31）喉源性损伤导致发声及言语不畅；

32）铬鼻病有医疗依赖；

33）牙槽骨损伤长度 > 4 cm，牙脱落 4 个及以上；

34）上下颌骨骨折，经牵引、固定治疗后无功能障碍者；

35）一侧下颌骨髁状突颈部骨折；

36）一侧颧骨并颧弓骨折；

37）肺内异物滞留或异物摘除术；

38）限局性脓胸行胸膜剥脱术；

39）胆囊切除；

40）一侧卵巢部分切除；

41）乳腺成形术后；

42）胸腔、腹腔脏器探查术或修补术后。

39.十级伤残定级原则与鉴定标准

（1）十级伤残定级原则

依据《劳动能力鉴定 职工工伤与职业病致残等级》（GB/T 16180—2014）的相关规定，十级伤残的定级原则：器官部分缺损，形态异常，无功能障碍或轻度功能障碍，无医疗依赖或者存在一般医疗依赖，无生活自理障碍。

（2）十级伤残鉴定标准

凡符合十级伤残定级原则或下列情形之一的，均为工伤十级：

1）符合中度毁容标准中的一项者；

2）面部有瘢痕、植皮、异物色素沉着或脱失 > 2 cm^2；

3）全身瘢痕面积 < 5%，但 ≥ 1%；

4）急性外伤导致椎间盘髓核突出，并伴神经刺激征者；

5）一手指除拇指外，任何一指远侧指间关节离断或功能丧失；

6）指端植皮术后（增生性瘢痕 1 cm^2 以上）；

7）手背植皮面积 > 50 cm^2，并有明显瘢痕；

8）手掌、足掌植皮面积 > 30% 者；

9）除拇趾外，任何一趾末节缺失；

10）足背植皮面积 > 100 cm^2；

11）膝关节半月板、膝关节交叉韧带损伤未做手术者；

12）身体各部位骨折愈合后无功能障碍或轻度功能障碍；

13）四肢大关节肌腱及韧带撕裂伤术后遗留轻度功能障碍；

14）一手或两手慢性放射性皮肤损伤Ⅱ度及Ⅱ度以上者；

15）一眼矫正视力≤0.5，另一眼矫正视力≥0.8；

16）双眼矫正视力≤0.8；

17）一侧或双侧睑外翻或睑闭合不全行成形手术后矫正者；

18）上睑下垂盖及瞳孔1/3行成形手术后矫正者；

19）睑球粘连影响眼球转动行成形手术后矫正者；

20）职业性及外伤性白内障术后人工晶状体眼，矫正视力正常者；

21）职业性及外伤性白内障Ⅰ度～Ⅱ度（或轻度、中度），矫正视力正常者；

22）晶状体部分脱位；

23）眶内异物未取出者；

24）眼球内异物未取出者；

25）外伤性瞳孔放大；

26）角巩膜穿通伤治愈者；

27）双耳听力损失≥26 dB，或一耳≥56 dB；

28）双侧前庭功能丧失，闭眼不能并足站立；

29）铬鼻病（无症状者）；

30）嗅觉丧失；

31）牙齿除智齿以外，切牙脱落1个以上或其他牙脱落2个以上；

32）一侧颞下颌关节强直，张口困难Ⅰ度；

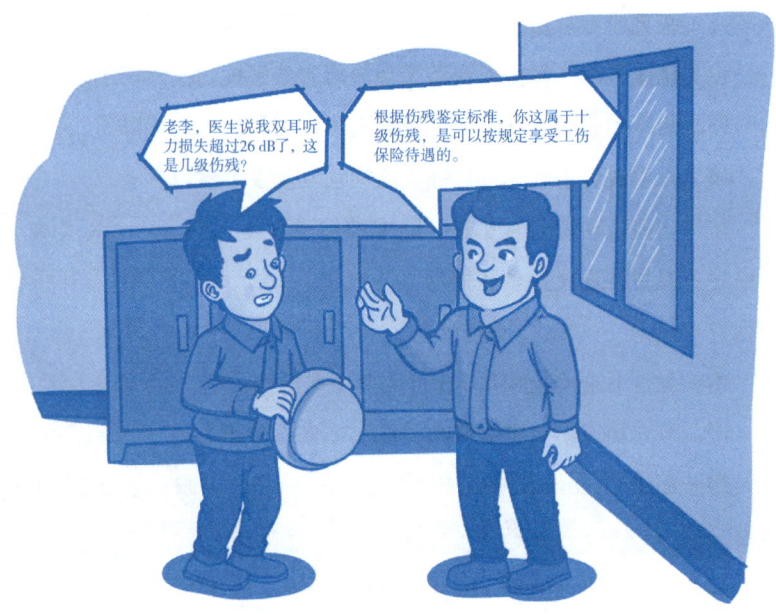

33）鼻窦或面颊部有异物未取出；

34）单侧鼻腔或鼻孔闭锁；

35）鼻中隔穿孔；

36）一侧不完全性面瘫；

37）血胸、气胸行单纯闭式引流术后，胸膜粘连增厚；

38）腹腔脏器挫裂伤保守治疗后；

39）乳腺修补术后；

40）放射性损伤致免疫功能轻度减退；

41）慢性轻度磷中毒；

42）慢性轻度氟及其无机化合物中毒；

43）井下工人滑囊炎；

44）减压性骨坏死Ⅰ期；

45）一度牙酸蚀病；

46）职业性皮肤病久治不愈。

拓展阅读

根据《工伤保险条例》第三十七条，职工因工致残被鉴定为七级至十级伤残的，享受以下待遇：

（1）从工伤保险基金按伤残等级支付一次性伤残补助金，标准：七级伤残为13个月的本人工资，八级伤残为11个月的本人工资，九级伤残为9个月的本人工资，十级伤残为7个月的本人工资。

（2）劳动、聘用合同期满终止，或者职工本人提出解除劳动、聘用合同的，由工伤保险基金支付一次性工伤医疗补助金，由用人单位支付一次性伤残就业补助金。一次性工伤医疗补助金和一次性伤残就业补助金的具体标准由省、自治区、直辖市人民政府规定。

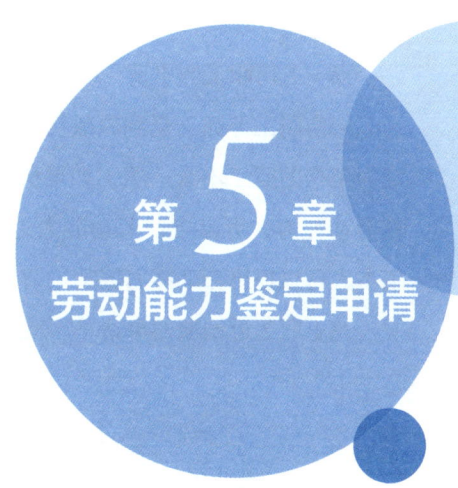

第5章 劳动能力鉴定申请

40. 劳动能力鉴定申请主体

职工发生工伤，经治疗伤情相对稳定后存在残疾、影响劳动能力的，应当进行劳动能力鉴定。

根据《工伤保险条例》第二十三条，劳动能力鉴定由用人单位、工伤职工或者其近亲属向设区的市级劳动能力鉴定委员会提出申请，并提供工伤认定决定和职工工伤医疗的有关资料。

（1）用人单位的申请

用人单位即工伤职工所在单位。职工与用人单位之间存在劳动关系，并且工伤是为用人单位工作造成的，因此职工发生事故伤害后，为职工申请工伤认定、劳动能力鉴定，是用人单位的法定责任。

（2）工伤职工的申请

工伤职工即因工受到事故伤害（或被诊断、鉴定为职业病）被认定为工伤的职工本人。职工如果认为工伤受到的伤害可能或已经影响其劳动能力，可以申请劳动能力鉴定。《工伤保险条例》规定工伤职工本人可以提出劳动能力鉴定申请，是对工伤职工权利的一种保护。

（3）职工近亲属的申请

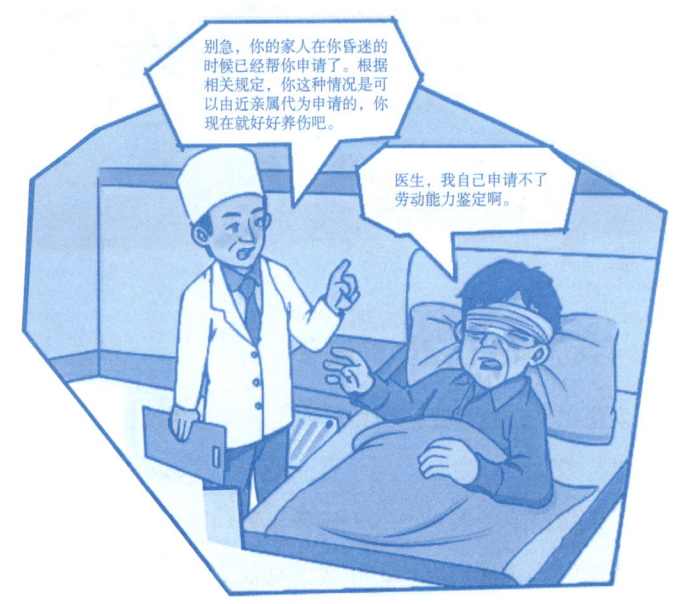

根据《劳动能力鉴定管理办法》第八条，工伤职工因身体等原因无法提出劳动能力鉴定申请的，可由其近亲属代为提出。其中，近亲属包括配偶、子女、父母、兄弟姐妹、祖父母、外祖父母、孙子女、外孙子女。之所以规定工伤职工的近亲属有权申请劳动能力鉴定，主要基于3点考虑：一是职工的近亲属可能成为该职工的监护人，赋予监护人申请劳动能力鉴定的权利,是为了更好地保护工伤职工的合法权益;二是职工发生工伤后,可能对其供养亲属的生活造成直接或者间接的影响,如果职工劳动能力缺失,有可能导致其供养亲属失去生活来源,同时也增加了近亲属护理工伤职工的负担;三是有的工伤职工受伤较为严重,自己提出劳动能力鉴定申请有诸多困难,由其近亲属代为申请更方便。

41. 劳动能力鉴定申请条件

在法律与制度的严格规范下,劳动能力鉴定申请有着明确且严谨的条件要求,旨在确保整个鉴定过程的科学性、公正性以及权威性,让每一位工伤职工获得与其身体损伤状况和劳动功能障碍程度相匹配的合理保障。

《工伤保险条例》第二十一条规定,职工发生工伤,经治疗伤情相对稳定后存在残疾、影响劳动能力的,应当进行劳动能力鉴定。

具体来说,工伤职工申请进行劳动能力鉴定应符合以下条件:一是经过治疗后,伤情处于相对稳定状态,这样便于劳动能力鉴定委员会聘请的医疗卫生专家对伤情进行鉴定;二是职工经治疗后,确认是工伤原因造成职工身体上的残疾;三是工伤职工的残疾对以后的工作、生活产生直接影响,并且伤残程度已经影响职工本人的劳动能力。在这种情况下,工伤职工应当进行劳动能力鉴定。

另外,关于因病或非因工致残申请领取病残津贴人员的劳动能力鉴定,《劳动能力鉴定管理办法》也作出了相应的规定。《劳动能力鉴定管理办法》第七条第二款规定,因申请领取病残津贴进行劳动能力鉴定的，因病或非因工致残人员或者其用人单位应当向待遇领取地或者最后参保地的设区的市级劳动能力鉴定委员会提出劳动能力鉴定申请。

 疑难解答

发生工伤后都需要进行劳动能力鉴定吗？

只有当职工因工致残、影响劳动能力时，才应当进行劳动能力鉴定。如果职工只是受到轻微伤害，并不影响劳动能力，则无须进行劳动能力鉴定。

42. 劳动能力鉴定申请材料

劳动能力鉴定是工伤保险制度的重要组成部分，是职工享受工伤保险待遇的前提。为保障工伤职工顺利地进行劳动能力鉴定，需要其准备并提供相关申请材料。

《劳动能力鉴定管理办法》第九条规定，申请劳动能力鉴定应当填写劳动能力鉴定申请表，并提交下列材料：

（1）有效的诊断证明，按照医疗机构病历管理有关规定复印或者复制的检查、检验报告等完整的病历资料；

（2）被鉴定人的居民身份证或者社会保障卡等其他有效身份证明原件。

通过信息共享能够获取的申请材料，不得要求重复提交。

上述所要求的材料中，与劳动能力鉴定有关的各项诊断证明和病历材料，医疗机构及其医务人员应当如实出具，不得造假。

第 5 章 劳动能力鉴定申请

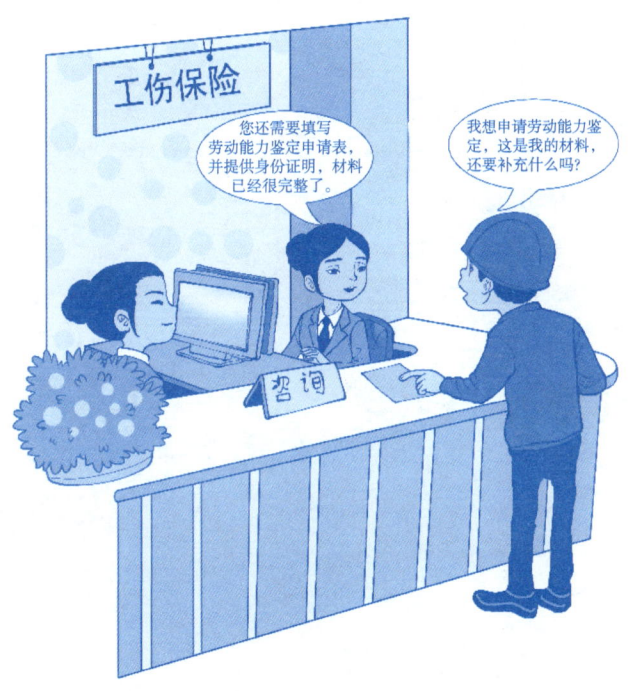

第6章 劳动能力鉴定受理与实施

43. 劳动能力鉴定委员会的组成与分级

在我国工伤保险制度中,劳动能力鉴定委员会肩负着对工伤职工劳动功能障碍程度和生活自理障碍程度进行评估的重要职责。劳动能力鉴定委员会由多个部门的代表组成,他们共同协作,确保鉴定工作的公正与权威。劳动能力鉴定委员会共分为两级,旨在优化鉴定程序,使工伤职工及时享受工伤保险待遇。

(1)劳动能力鉴定委员会的组成

《劳动能力鉴定管理办法》第三条规定,省、自治区、直辖市劳动能力鉴定委员会和设区的市级劳动能力鉴定委员会分别由省、自治区、直辖市和设区的市级人力资源社会保障行政部门、卫生健康行政部门、工会组织、用人单位代表以及社会保险经办机构等代表组成。

人力资源社会保障行政部门作为管理工伤保险事务的行政部门,负责制定有关工伤保险的政策,以及工伤认定和其他有关事项的组织管理。卫生健康行政部门主管医疗卫生事业,劳动能力鉴定由具备资格的医疗卫生专家或者医疗机构协助诊断,因此,劳动能力鉴定委员会应有卫生健康行政部门代表。工会组织代表职工的利益,依法维护职工的合法权益,保障工伤职工得到及时救助,因此,工会组织的代表参与劳动能力鉴定是十分必要的。劳动能力鉴定委员会应有用人单位代表,是因为工伤保险基金主要由各用人单位缴纳的工伤保险费组成。社会保险经办机构是工伤保险待遇的核定方,一旦工伤职工通过劳动能力鉴定,社会保险经办机构就要按照伤残等级核定工伤保险待遇。社会保险经办机构代表参与劳动能力鉴定,有利于维护工伤保险基金的安全。

另外,承担劳动能力鉴定委员会日常工作的机构,应当统筹工伤职工鉴定、因病或非因工致残人员鉴定,其设置方式由各地根据实际情况决定,并接受人力资源社会保障行政部门的监督。

劳动能力鉴定委员会应当建立健全内部控制制度,明确岗位权责,加强关键环节管控。

(2)劳动能力鉴定委员会的分级

根据《劳动能力鉴定管理办法》第七条,劳动能力鉴定的受理机构是设区的市级劳动能力鉴定委员会。

我国劳动能力鉴定委员会从组织上分为两级,即设区的市级劳动能力鉴定委员会和省、自治区、直辖市劳动能力鉴定委员会。设区的市级劳动能力鉴定委员会受理初次劳动能力鉴定申请。这样规定主要基于以下两点考虑：一是劳动能力鉴定委员会必须组建劳动能力鉴定专家库，并随机抽取3名或5名专家进行劳动能力鉴定；二是两级鉴定简化了程序，便于工伤职工及时申请再次鉴定，避免劳动能力鉴定时间过长导致工伤职工无法及时享受工伤保险待遇。

44. 劳动能力鉴定委员会的职责与管辖范围

劳动能力鉴定委员会作为专门机构，其工作对于维护工伤职工的合法权益具有举足轻重的意义。劳动能力鉴定委员的管辖范围涉及各级行政区域及不同类型的用人单位，这就要求劳动能力鉴定委员会在严格履行职责的同时，必须遵循明确的法律规定和操作规程。

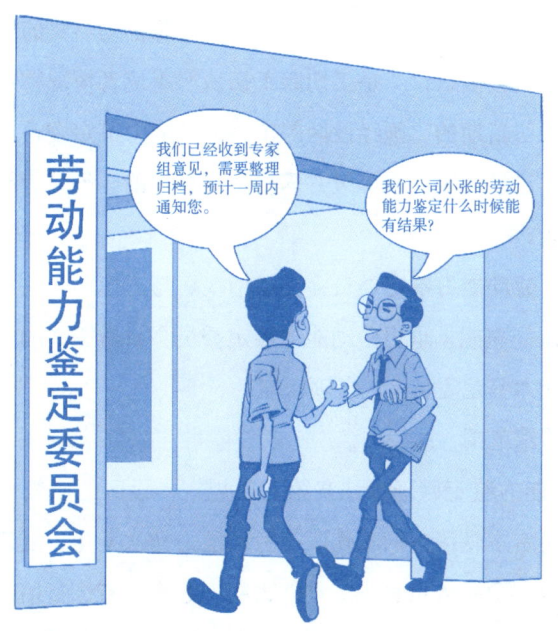

(1) 工作职责

《劳动能力鉴定管理办法》第四条规定，劳动能力鉴定委员会履行下列职责：

1）选聘医疗卫生专家，组建劳动能力鉴定专家库，对专家进行培训和管理；

2）依据相关规定和标准组织劳动能力鉴定；

3）根据专家组的鉴定意见作出劳动能力鉴定结论；

4）建立完整的鉴定数据库，依法保管鉴定工作档案；

5）法律、法规、规章规定的其他职责。

其中，法律、法规、规章规定的其他职责包括《工伤保险条例》规定的三项"确认"职责：一是工伤职工因日常生活或者就业需要，安装假肢、矫形器、假眼、假牙和配置轮椅等辅助器具的，须经劳动能力鉴定委员会确认；二是工伤职工伤情严重或者情况特殊，需要适当延长停工留薪期的，须经设区的市级劳动能力鉴定委员会确认；三是工伤职工已经评定伤残等级并需要生活护理的，须经劳动能力鉴定委员会确认。

此外，劳动能力鉴定委员会还承担疾病与工伤因果关系鉴定和旧伤复发确认等职能。承担劳动能力鉴定委员会日常工作的机构，具体落实劳动能力鉴定委员会的各项职能。

(2) 管辖范围

《劳动能力鉴定管理办法》第五条规定，设区的市级劳动能力鉴定委员会负责本辖区内的工伤职工劳动能力初次鉴定、复查鉴定以及因病或非因工致残人员丧失劳动能力初次鉴定。省、自治区、直辖市劳动能力鉴定委员会负责对工伤职工劳动能力初次鉴定或者复查鉴定结论不服提出的再次鉴定，负责对因病或非因工致残人员丧失劳动能力初次鉴定结论不服提出的再次鉴定。

 疑难解答

为什么由劳动能力鉴定委员会作为疾病与工伤因果关系鉴定机构？

由劳动能力鉴定委员会承担疾病与工伤因果关系鉴定的职责，会更好地保障工伤保险基金的安全，减轻死亡职工近亲属的经济负担。理由如下：

（1）劳动能力鉴定委员会有足够的能力组织疾病与工伤因果关系鉴定。劳动能力鉴定委员会设在省、自治区、直辖市以及设区的市，其设立的层级高，可较好地避免外在因素的干扰；同时，劳动能力鉴定委员会建立了劳动能力鉴定专家库，且这些医疗卫生专家掌握劳动能力鉴定的相关知识，具有良好的职业品德，这为劳动能力鉴定委员会作出疾病与工伤因果关系鉴定提供了专业技术保障。

（2）工亡待遇由工伤保险基金保障，具有强制性、非营利性、保障性、互助互济性，而工亡待遇的核定与支付本身就是一种依申请的行政给付行为。从社会公平来看，统一由劳动能力鉴定委员会进行疾病与工伤因果关系鉴定，有利于统一程序、统一标准，避免多头鉴定带来的鉴定标准混乱、鉴定人员技术水平参差不齐、鉴定结论可信度低等问题，保障工伤保险基金安全。

（3）由劳动能力鉴定委员会确认，不增加职工及其家属的负担，也不损害职工或职工近亲属的权利。根据《中华人民共和国社会保险法》第三十八条第（九）项，劳动能力鉴定费按照国家规定从工伤保险基金中支付。因此，由劳动能力鉴定委员会进行疾病与工伤因果关系鉴定，其费用由工伤保险基金支付，这可以减轻职工及其家属的经济负担，降低职工或职工家属的维权成本，也有利于符合条件的职工或职工近亲属尽快地获得工伤保险待遇。

45. 劳动能力鉴定专家库组成与调整

劳动能力鉴定是保障职工权益的重要环节，劳动能力鉴定专家库在其中起着决定性作用。随着社会的发展，职业疾病越发复杂多样，无论是体力劳动损伤，还是脑力劳动引发的身心问题，都需精准鉴定。医疗卫生专家凭借专业知识与临床经验，能够给出权威判定，所以，科学组建与及时调整专家库极为关键。

（1）医疗卫生专家的聘任条件

根据《劳动能力鉴定管理办法》第二十四条，劳动能力鉴定委员会选聘医疗卫生专家，由所在医疗机构或卫生健康行政部门推荐，经劳动能力鉴定委员会培训合格，方可纳入劳动能力鉴定专家库。专家聘期一般为3年，可以连续聘任。聘任的专家应当具备下列条件：

1）具有医疗卫生高级专业技术职务任职资格。

2）掌握劳动能力鉴定的相关知识。劳动能力鉴定的评残标准不同于一般的医疗标准，医疗卫生专家必须经过培训，掌握相应的标准后，才能参与劳动能力鉴定工作。

3）健康状况良好，能够胜任劳动能力鉴定工作。

4）具有良好的职业品德。

(2)劳动能力鉴定专家库的补充与调整

一般来说,劳动能力鉴定委员会选聘的医疗卫生专家不仅具有较高的医术医德,而且掌握工伤保险相关法规政策和劳动能力鉴定的相关知识。对于年事已高,或是工作繁忙,或是其他原因不能按照规定的时间和地点参加劳动能力鉴定工作的专家,以及不能客观、公正地提出鉴定意见的专家,不能再连续聘任,同时也要补充一些新的专家,以满足劳动能力鉴定工作的需要。

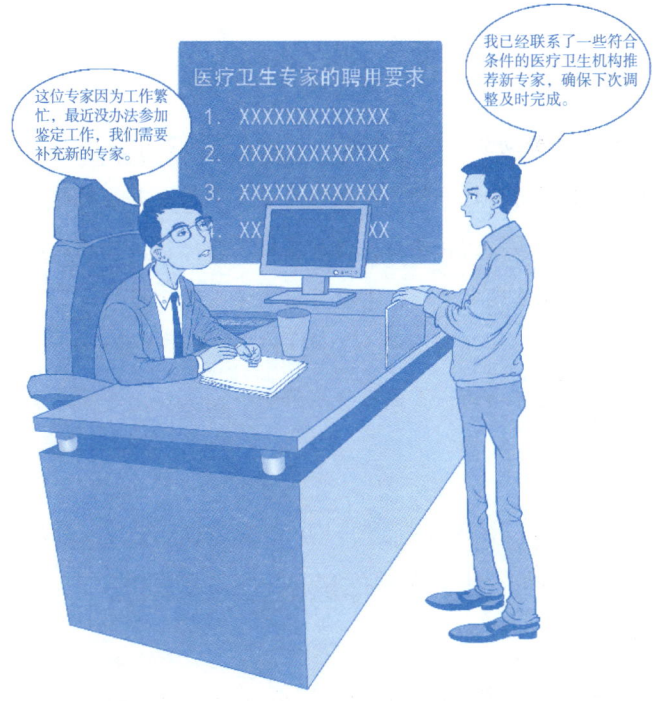

《劳动能力鉴定管理办法》规定,劳动能力鉴定委员会应当每3年对专家库进行一次调整和补充,实行动态管理。确有需要的,可以

根据实际情况适时调整。探索建立全省统一的专家库，有条件的地方可以跨地市抽取专家开展劳动能力鉴定。劳动能力鉴定委员会应当做好专家个人信息保护。

此外，对劳动能力鉴定工作中表现突出的专家，在评定专业技术职称、聘用岗位时，在同等条件下优先考虑。

参加劳动能力鉴定的专家应当按照规定的时间、地点进行现场鉴定，严格执行劳动能力鉴定政策和标准，客观、公正地提出鉴定意见。

 拓展阅读

> 《湖北省劳动能力鉴定专家库管理办法》第十五条规定，鉴定专家有下列情形之一的，劳动能力鉴定委员会有权解聘，存在违规情况的将通报所在单位；违反鉴定工作纪律，并造成严重后果的，依据有关规定处理：①教育培训考核不合格的；②无故不参加鉴定的；③提供虚假诊断证明的；④提供虚假鉴定意见的；⑤收受当事人财物的；⑥本人要求解聘的；⑦其他违反法律法规规定行为的。

46. 劳动能力鉴定工作原则和回避制度

（1）工作原则

劳动能力鉴定的客观、公正，对保障伤残职工的合法权益有着举足轻重的作用。《工伤保险条例》及《劳动能力鉴定管理办法》等均对劳动能力鉴定工作的原则进行了明确规定。《工伤保险条例》第二十七条规定,劳动能力鉴定工作应当客观、公正。《劳动能力鉴定管理办法》还强调,相关政策、工作制度和业务流程应当向社会公开。

(2)回避制度

回避制度是劳动能力鉴定工作的一项重要制度。在劳动能力鉴定中设立回避制度,是为了避免在鉴定过程中出现利用个人关系作出虚假鉴定的情况,以免损害工伤职工的合法权益,或者对工伤保险基金造成侵害。《工伤保险条例》第二十七条明确规定,劳动能力鉴定委员会组成人员或者参加鉴定的专家与当事人有利害关系的,应当回避。

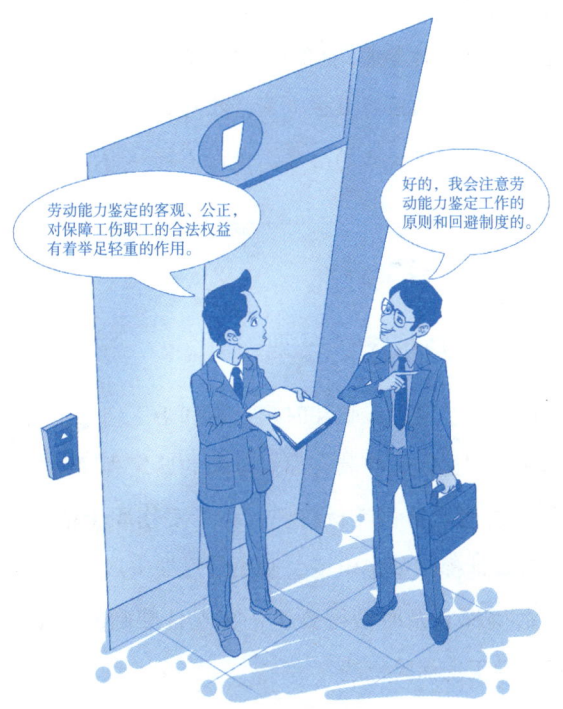

劳动能力鉴定中的回避制度是指，为确保劳动能力鉴定工作的客观、公正，经当事人申请，要求与当事人或申请人有利害关系的劳动能力鉴定委员会成员或者参加鉴定的医疗卫生专家回避，不得参与劳动能力鉴定工作的制度。利害关系是指，劳动能力鉴定委员会成员或者参加鉴定的医疗卫生专家与当事人有亲属关系或其他可能影响鉴定公正性的关系。

 拓展阅读

《工伤保险条例》第二十七条中的"客观"，是指在劳动能力鉴定过程中实事求是，针对工伤职工已存在的实际伤情，按照劳动能力鉴定标准进行鉴定。"公正"，是指劳动能力鉴定委员会的工作人员和专家组的医疗卫生专家，在对工伤职工进行劳动能力鉴定的过程中，采取公正的态度，做到不徇私情，不作出有失公允的鉴定结论。

47. 劳动能力鉴定的步骤

了解劳动能力鉴定的步骤和时限，有利于工伤职工明晰自身权益保障的具体流程和途径，使其在面对复杂的鉴定程序时能够做到心中有数，有条不紊地准备各类材料；有利于工伤职工精准把握时间节点，及时、有效地提出鉴定申请，避免信息缺失或误解导致申请延误或失误，从而确保其及时获得公正、客观且准确的劳动能力鉴定结论，享受相应的工伤保险待遇。

设区的市级劳动能力鉴定委员会受理劳动能力初次鉴定申请。劳动能力鉴定委员会收到劳动能力鉴定申请后，应当及时对申请人提交的材料进行审核；材料不完整的，劳动能力鉴定委员会应当自收到鉴定申请之日起5个工作日内一次性以书面或者电子形式告知申请人需要补正的全部材料和合理期限。无正当理由未补正的，视为放弃当次劳动能力鉴定申请。

劳动能力鉴定委员会从劳动能力鉴定专家库中随机抽取3名或者5名相关专家组成专家组进行鉴定。劳动能力鉴定委员会根据专家组的鉴定意见作出工伤职工劳动能力鉴定结论；必要时，可以委托具备资格的医疗机构协助进行有关的检查和诊断。

申请人提供材料完整的，劳动能力鉴定委员会应当自收到劳动能力鉴定申请之日起60日内作出劳动能力鉴定结论。工伤职工的伤病情复杂、涉及医疗卫生专业较多的，作出劳动能力鉴定结论的期限可以延长30日。劳动能力鉴定结论应当及时送达申请鉴定的单位和个人。

随机抽取是指按照自由组合的原则从专家库中随机抽取专家，这样可以防止申请人或者与劳动能力鉴定有利害关系的相关人员提前与医疗卫生专家"沟通"，从而造成劳动能力鉴定结论不客观、不公正。专家组由3名或者5名相关专家组成，主要考虑以下两点：在劳动能力鉴定过程中，工伤职工的伤病情况可能涉及多个部位，需要多方面医学专家作出判断；在专家判断存在分歧的情况下，按照少数服从多数的原则，鉴定结论由占多数的专家意见决定。

> **拓展阅读**

劳动能力鉴定现场申请和受理流程如图 6-1 所示。

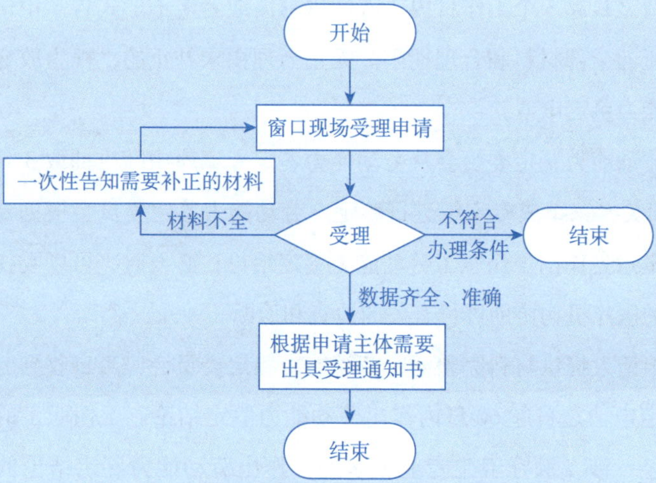

图 6-1　劳动能力鉴定现场申请和受理流程

48. 劳动能力鉴定实施要求

为了保证劳动能力鉴定工作的严肃性、客观性和准确性，使劳动能力鉴定结论经得起检验，原则上要定期组织工伤职工进行现场劳动能力鉴定。

劳动能力鉴定委员会应当提前通知被鉴定人进行鉴定的时间、地点以及应当携带的材料。被鉴定人应当按照通知的时间、地点参加现场鉴定。组织劳动能力鉴定的工作人员应当对被鉴定人的身份进行核实。被鉴定人因故不能按时参加鉴定的,经劳动能力鉴定委员会同意,可以调整现场鉴定的时间,作出劳动能力鉴定结论的期限相应顺延。

对伤病情危重无法按要求参加现场鉴定的被鉴定人,劳动能力鉴定委员会可以采取上门鉴定、委托鉴定等方式进行鉴定。

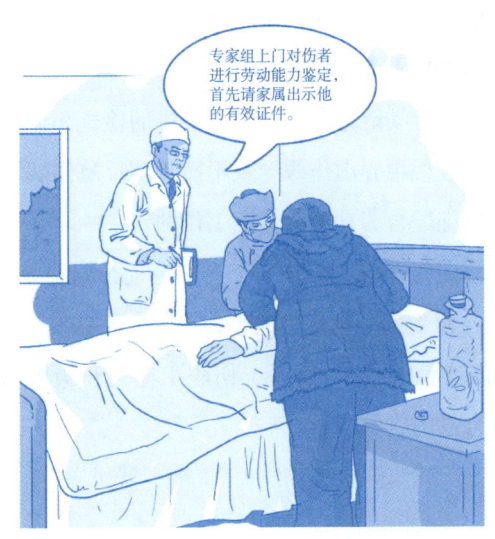

专家组应当按照工伤认定范围和相关鉴定标准开展鉴定,准确记录伤病情。因鉴定工作需要,专家组认为应当进行有关检查和诊断的,劳动能力鉴定委员会可以委托具备资格的医疗机构协助进行有关的检查和诊断。

49. 劳动能力鉴定终止情形

知晓劳动能力鉴定终止的情形,有利于工伤职工更好地理解劳动能力鉴定制度的完整性和严谨性,从而在整个鉴定过程中充分配合,确保自身权益在合法合规的框架内得到切实保障。

《劳动能力鉴定管理办法》第十四条规定,用人单位、被鉴定人或者其近亲属应当如实提供鉴定需要的材料,遵守劳动能力鉴定相关规定,按照要求配合劳动能力鉴定工作。

有下列情形之一的,当次鉴定终止:

(1)无正当理由不参加现场鉴定的;

(2)拒不参加劳动能力鉴定委员会安排的检查和诊断的;

(3)在鉴定过程中弄虚作假导致不能真实反映伤病情的;

(4)其他拒绝配合劳动能力鉴定工作的。

劳动能力鉴定终止后,工伤职工会在劳动合同的处理、工伤保险待遇享受等多方面受到影响。因此,为确保职工在发生工伤后能够得到必要的经济支持和医疗救助,工伤职工应当积极配合劳动能力鉴定,从而保障自己的合法权益。

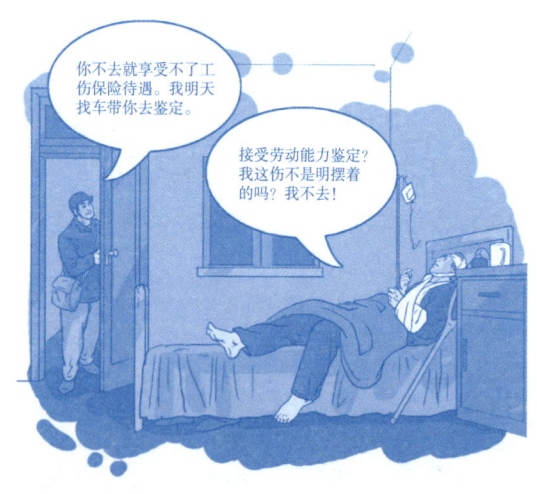

❓ 疑难解答

拒绝进行劳动能力鉴定有什么后果?

劳动能力鉴定是工伤职工享受相关待遇的前提,只有评定了伤残等级,社会保险经办机构才能核发一次性伤残补助金、伤残津贴等待遇。

根据《工伤保险条例》第四十二条的规定,工伤职工拒不接受劳动能力鉴定的,停止享受工伤保险待遇。也就是说,拒不接受劳动能力鉴定的直接后果,就是工伤职工无法享受工伤保险待遇,不利于工伤职工维护自身合法权益。

50. 劳动能力鉴定各相关方法律责任

在劳动能力鉴定过程中,确保鉴定程序的公正性与合法性是维护工伤职工合法权益和社会公平正义的关键。为此,《劳动能力鉴定管理办法》明确规定了劳动能力鉴定委员会、鉴定专家、相关机构及人员的法律责任,以保障劳动能力鉴定工作的公正执行。

(1) 劳动能力鉴定委员会责任

根据《劳动能力鉴定管理办法》第三十四条,劳动能力鉴定委员会和承担劳动能力鉴定委员会日常工作的机构及其工作人员在从事或者组织劳动能力鉴定时,有下列行为之一的,由人力资源社会保障行政部门或者有关部门责令改正;造成严重后果的,对直接负责的主管人员和其他直接责任人员依法给予相应处分;构成犯罪的,依法追究刑事责任:

1）未及时审核并告知申请人需要补正的全部材料的；

2）未在规定期限内作出劳动能力鉴定结论的；

3）未按照规定及时送达劳动能力鉴定结论的；

4）未按照规定随机抽取相关专家进行鉴定的；

5）未根据专家组意见作出鉴定结论的；

6）擅自篡改劳动能力鉴定委员会作出的鉴定结论的；

7）利用职务之便非法收受当事人财物的；

8）接受请托为当事人谋取不正当利益的；

9）有违反法律法规和《劳动能力鉴定管理办法》的其他行为的。

（2）专家责任

根据《劳动能力鉴定管理办法》第三十五条，从事劳动能力鉴定的专家有下列行为之一的，劳动能力鉴定委员会应当予以解聘；情节严重的，由卫生健康行政部门依法处理；构成犯罪的，依法追究刑事责任：

1）提供虚假鉴定意见的；

2）利用职务之便非法收受当事人财物的；

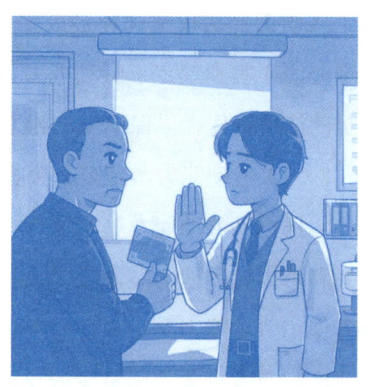

3）接受请托为当事人谋取不正当利益的；

4）无正当理由不履行职责的；

5）有违反法律法规和《劳动能力鉴定管理办法》的其他行为的。

（3）医疗机构及其医务人员责任

根据《劳动能力鉴定管理办法》第三十六条，在劳动能力鉴定过程中，发现参与医疗救治、检查、诊断等活动的医疗机构及其医务人员有下列情形之一的，由卫生健康行政部门依法处理；构成犯罪的，依法追究刑事责任：

1）提供与伤病情不符的虚假诊断证明的；

2）篡改、伪造、隐匿、销毁病历材料的。

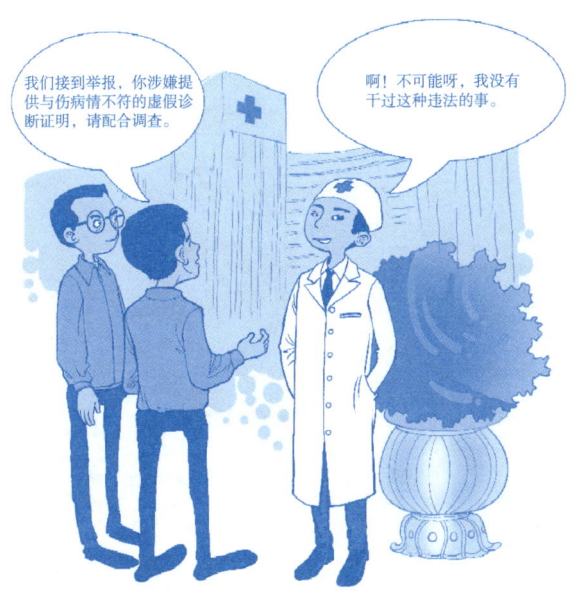

第7章 劳动能力鉴定结论与优化

51. 劳动能力鉴定结论得出与送达

劳动能力鉴定结论是工伤职工享受工伤保险待遇的依据，而鉴定结论的送达则是将这一重要信息传递给工伤职工、用人单位和社会保险经办机构等相关方的过程。及时、准确地送达鉴定结论，有助于各方了解工伤职工的劳动能力状况，为后续的赔偿、待遇调整和职业康复等工作提供依据。

（1）作出劳动能力鉴定结论

《劳动能力鉴定管理办法》第十六条规定，劳动能力鉴定委员会根据专家组的鉴定意见作出劳动能力鉴定结论。

劳动能力鉴定结论书应当载明下列事项：

1）被鉴定人及其用人单位的基本信息；

2）伤病情介绍，包括伤病残部位、器官功能障碍程度、诊断情况等；

3）作出鉴定的依据；

4）鉴定结论；

5）权益告知。

（2）劳动能力鉴定结论送达

《劳动能力鉴定管理办法》第十七条规定，劳动能力鉴定委员会应当自作出鉴定结论之日起15日内将劳动能力鉴定结论及时送达被鉴定人及其用人单位，并抄送人力资源社会保障行政部门和社会保险经办机构。

送达劳动能力鉴定结论的时间规定是参考民事诉讼中送达的规定作出的，目的是尽快将结论送达有关方面，使工伤职工及时享受工伤保险待遇。

 拓展阅读

为进一步规范劳动能力鉴定程序，统一结论书格式，提升劳动能力鉴定工作的标准化与规范化水平，河北省人力资源和社会保障厅制定了《河北省劳动能力鉴定程序和文书基本格式》，为劳动能力鉴定工作的有序开展提供坚实保障。

根据该文件，鉴定结论书中"伤残情况"一项应根据工伤认定决定书认定的工伤部位准确描述；"根据国标标准符合"一项应明确注明相应级别、条款，不得书写除国家标准以外的其他内容；"鉴定结论"一项应根据申请人申请的内容逐条按国家标准用语规范填写，不得遗漏。根据该文件，鉴定结论一经批准生效，应及时录入工伤保险信息系统。不符合该文件规定格式的鉴定意见、证明等鉴定结论无效。

该文件还规定,鉴定结论应及时录入信息库,并及时送达鉴定参与人。送达方式应参照《中华人民共和国民事诉讼法》的规定进行。送达人、受送达人应当填写劳动能力鉴定文书送达回证。通过邮寄送达的,承递方相关收寄、交寄的单据、文书及查询信息可作为送达凭证。

52. 劳动能力再次鉴定

在劳动能力鉴定中设立再次鉴定程序,主要是为申请人提供再次鉴定的救济渠道。在劳动能力鉴定工作中有可能出现鉴定有失公允或者申请人主观认为鉴定结论不客观、不公正的情况,为申请人提供再次鉴定的机会,不仅体现了劳动能力鉴定程序的科学性,也体现了劳动能力鉴定工作的公正性。

《工伤保险条例》第二十六条对劳动能力再次鉴定作出了规定。申请鉴定的单位或者个人对设区的市级劳动能力鉴定委员会作出的鉴定结论不服的,可以在收到该鉴定结论之日起15日内向省、自治区、直辖市劳动能力鉴定委员会提出再次鉴定申请。省、自治区、直辖市劳动能力鉴定委员会作出的劳动能力鉴定结论为最终结论。

省、自治区、直辖市劳动能力鉴定委员会是再次鉴定申请的受理机构。如果申请人在收到鉴定结论15日后才向上一级劳动能力鉴定委员会提出申请,上一级劳动能力鉴定委员会可以以超过时效为由不予受理。同时，要注意劳动能力鉴定委员会的鉴定结论是不可诉的。省、自治区、直辖市劳动能力鉴定委员会在再次鉴定的过程中，如果发现设区的市级劳动能力鉴定委员会作出的鉴定结论有重大错误，可以依法定程序重新进行鉴定。对经审查无错误的，省、自治区、直辖市劳动能力鉴定委员会应维持设区的市级劳动能力鉴定委员会作出的鉴定结论，驳回申请人的申请。

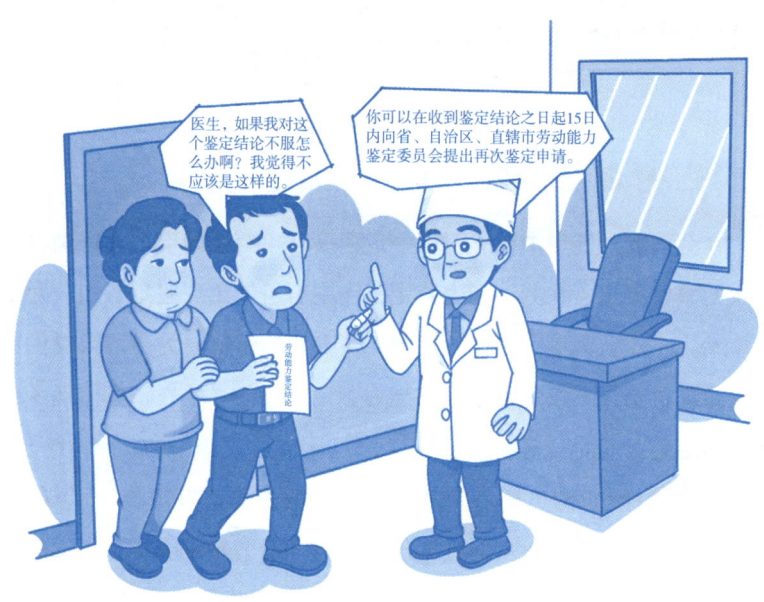

53. 劳动能力复查鉴定

劳动能力复查鉴定是被鉴定人在劳动能力初次鉴定后，因伤病残情况发生变化而进行的鉴定程序。

《工伤保险条例》第二十八条规定，自劳动能力鉴定结论作出之日起 1 年后，工伤职工或者其近亲属、所在单位或者经办机构认为伤残情况发生变化的，可以申请劳动能力复查鉴定。

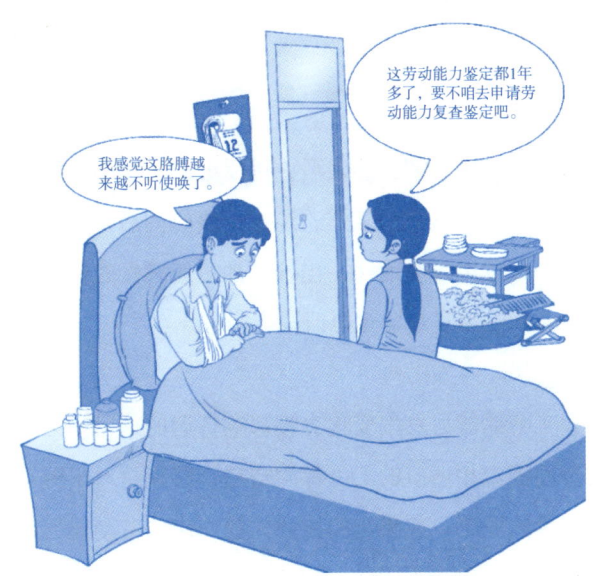

已经经过劳动能力鉴定委员会鉴定且被评定伤残等级的职工，其伤残程度有可能经过一定时期以后发生变化，出现劳动功能障碍程度和生活自理障碍程度加重或减轻的情况。对这部分职工进行劳动能力复查鉴定，正是为了保护伤残职工的合法权益，使其享受相应的工伤保险待遇。

有权提出劳动能力复查鉴定的申请人主要包括：

（1）工伤职工或者其近亲属

职工因工受到事故伤害被认定为工伤，并经劳动能力鉴定后，开始享受工伤保险待遇。经过 1 年后，如果职工认为自己的劳动能力发生了变化，可以申请进行劳动能力复查鉴定。此外，工伤职工劳动能力的变化，可能对其近亲属的生活产生直接或者间接的影响，规定工伤职工近亲属也可以申请劳动能力复查鉴定，是为了使工伤职工及时享受相应的工伤保险待遇，减轻近亲属护理、照顾工伤职工的经济负担。

（2）工伤职工所在单位

工伤职工经过劳动能力鉴定后，可以继续工作的，用人单位可以安排与其劳动能力相适应的工作。经过一段时间后，如果用人单位认为该职工的伤残程度发生变化，出现了加重或减轻的情况，可以提出工伤职工的劳动能力复查鉴定申请。

（3）社会保险经办机构

工伤职工劳动能力发生变化直接影响待遇的给付。工伤职工应该享受与其劳动能力相适应的工伤保险待遇，特别是对于劳动能力已经有了很大改善的职工，如果仍旧按照先前作出的劳动能力鉴定结论享受工伤保险待遇，对工伤保险基金和其他参保人都是不公平的。因此，《工伤保险条例》赋予社会保险经办机构提出劳动能力复查鉴定申请的权利。

拓展阅读

需要注意的是，复查鉴定是对工伤职工的一种后期保护，是对原鉴定结果的一种事后复查，而再次鉴定一般是对原鉴定结果不服而申请重新鉴定，二者本质上是不同的。二者主要区别包括3个方面。①鉴定的原因不同。再次鉴定的原因是对劳动能力初次鉴定结论不服。复查鉴定是鉴定结论已经生效，且经过一段时间，工伤职工的伤残情况出现变化。②鉴定机构不同。再次鉴定的机构是

> 省、自治区、直辖市劳动能力鉴定委员会,复查鉴定的机构是设区的市级劳动能力鉴定委员会。③鉴定结论的效力不同。再次鉴定结论为最终结论,不得再次申请进行鉴定,也不得就鉴定结论提起诉讼。复查鉴定则为劳动能力初次鉴定,对复查鉴定结论不服的,可以向省、自治区、直辖市劳动能力鉴定委员会申请再次鉴定。

54. 劳动能力鉴定便捷化

劳动能力鉴定的便捷化,是近年来各地政府和相关部门在推动工伤保险制度改革中的一项重要工作。通过采取一系列措施,劳动能力鉴定的流程得到了显著简化和优化,从而提高了服务效率和群众满意度。

《劳动能力鉴定管理办法》第十八条规定,劳动能力鉴定委员会应当加强信息系统应用管理,探索线上办理,及时将业务数据信息推送至人力资源社会保障行政部门和社会保险经办机构。劳动能力鉴定委员会应当加强与卫生健康、医疗保障等行政部门以及医疗机构的信息共享,通过信息比对核验被鉴定人诊断证明、病历资料等申请材料的真实性和准确性。劳动能力鉴定委员会应当优化服务能力,压缩鉴定时限,加强无障碍环境建设,完善无障碍服务设施设备,为被鉴定人提供便利。

人力资源和社会保障部《关于推进工伤认定和劳动能力鉴定便民化服务工作的通知》也提出多项要求与措施提高劳动能力鉴定的便捷度。

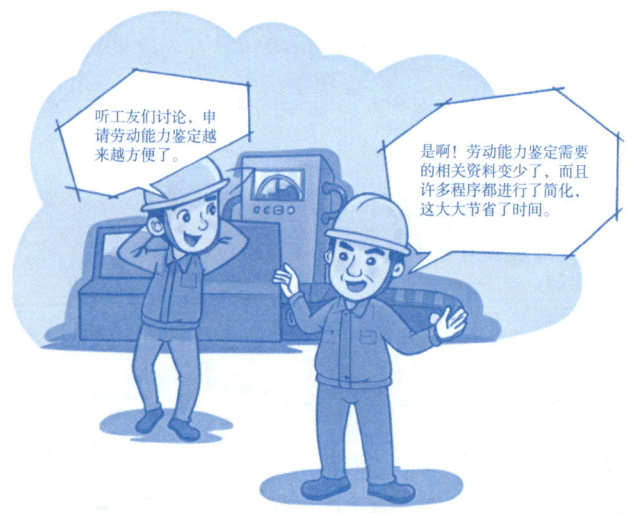

一是全面推进工伤认定和劳动能力鉴定受理事项进驻大厅。对工伤认定和劳动能力鉴定受理事项还未进驻大厅的,按照服务事项集中办理、"一窗通办"的要求全面进驻大厅,实现工伤认定和劳动能力鉴定受理事项"只进一扇门"和"一窗受理"。

二是切实清理并取消重复提交的证明和材料。各地按照工伤认定、劳动能力鉴定、待遇支付业务协同办理的要求,全面梳理工伤认定和劳动能力鉴定服务事项所需证明和材料,切实减证便民,取消不必要或重复提交的证明和材料。原则上,通过内部信息共享能够获取的,或者上一个环节已经提交的,不应要求用人单位和工伤职工重复提交。

三是切实提高工伤认定和劳动能力鉴定效率。本着优化流程、精简环节、缩短时限的要求,进一步提高工伤认定和劳动能力鉴定工作效率。对伤情清楚、证据充分、没有异议的劳动能力鉴定案件,要进一步缩短时限，尽快作出鉴定结论。

四是积极探索异地工伤认定和劳动能力鉴定委托合作。各地要适应区域间劳动力流动愈加频繁、用人单位注册参保地与工作生产地分离日益增多的情况，对异地发生工伤的，加强与当地人力资源社会保障行政部门合作，通过探索委托当地人力资源社会保障行政部门进行工伤认定调查，探索聘请当地医疗卫生专家进行劳动能力鉴定等方式，方便用人单位和工伤职工就近进行工伤认定和劳动能力鉴定。

五是积极推进"互联网＋认定鉴定"。各地以全面推进工伤保险信息化建设为契机，同步推进"互联网＋认定鉴定"，推进网上大厅与实体大厅业务办理结合，统一在线业务办理标准，加快实现工伤认定和劳动能力鉴定工作业务全流程实时记录、即时交换、相互核验、精确管理，实现工伤认定和劳动能力鉴定业务在线协同办理、信息共享，实现"数据多跑路、群众少跑腿"。

55. 劳动能力鉴定工作规范与优化

劳动能力鉴定工作的规范与优化对于保障职工权益、提升服务效率、维护基金安全以及促进社会公平正义具有重要的意义。

为进一步规范劳动能力鉴定行为，加强劳动能力鉴定管理，提升劳动能力鉴定质量和水平，强化劳动能力鉴定风险防控，《人力资源社会保障部　国家卫生健康委员会　国家医疗保障局关于进一步规范劳动能力鉴定工作的通知》具体提出以下要求：

（1）充分认识劳动能力鉴定工作的重要性

劳动能力鉴定是职工享受相关社会保险待遇的重要依据，是防范基金风险的重要环节。各地人力资源社会保障行政部门要切实加强对劳动能力鉴定工作的领导,建立健全劳动能力鉴定委员会,配齐配强专门工作人员,规范劳动能力鉴定程序,依法依规开展劳动能力鉴定工作。

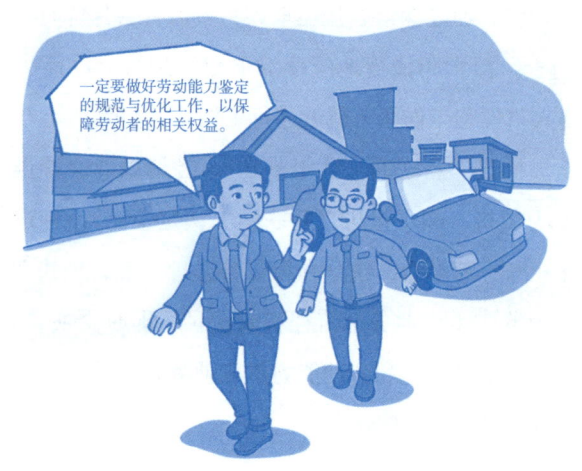

(2)统一因病或非因工致残劳动能力鉴定标准

各地人力资源社会保障行政部门在办理未达到法定退休年龄因病或非因工致残完全丧失劳动能力退休时,应当以劳动能力鉴定委员会出具的因病或非因工致残劳动能力鉴定结论为依据。

(3)规范劳动能力鉴定程序

各地人力资源社会保障行政部门要在《工伤保险条例》等基础上,进一步细化劳动能力鉴定工作制度。

(4)严格依规作出劳动能力鉴定结论

各地人力资源社会保障行政部门要从流程设计、风险防范等多方面采取措施,加强劳动能力鉴定现场管理,安全有序地开展现场鉴定。劳动能力鉴定专家应严格按照相关标准的规范要求实施对症检查，准确描述伤病情症状，逐项提出伤病情症状符合或参照劳动能力鉴定标准的具体级别及条款的意见和综合定级意见。劳动能力鉴定委员会应当根据专家组的鉴定意见客观、公正地作出鉴定结论。工伤职工劳动能力鉴定不得超出工伤认定决定书载明的受伤部位、伤情范围。

（5）强化劳动能力鉴定风险防控

各地人力资源社会保障行政部门要从组织机构控制、业务运行控制、信息系统控制、监督管理控制、费用支出控制等多方面入手，加强劳动能力鉴定内控管理，提高业务核查、抽检频次与质量，对岗位配置、人员管理、权限设置、业务规程、档案管理、系统建设、安全管理等事项明确标准和要求，建立健全内控管理体系。加强对劳动能力鉴定工作的内部监督和外部监督，提升劳动能力鉴定的公信力。

（6）加强劳动能力鉴定廉政建设

各地要把纪律挺在前面，切实加强劳动能力鉴定廉政建设，转变工作作风，压实主体责任，加强警示教育，牢固树立廉洁意识、底线意识，坚决杜绝虚假鉴定、人情鉴定。

（7）加强劳动能力鉴定专家队伍建设

各地劳动能力鉴定委员会要充分发挥卫生健康行政部门等各成员单位的协同作用，充实劳动能力鉴定专家库，建立专家鉴定考评制度，强化政策、能力培训，加强对劳动能力鉴定专家库的管理和动态调整。对于专家库中医疗卫生专家副主任以上医师人员偏少的地区或科目，可通过卫生健康行政部门推荐政治过硬、业务精湛、作风优良、诚实可信的主治医师充实劳动能力鉴定专家队伍。

（8）加强劳动能力鉴定档案管理

各地要完善劳动能力鉴定档案管理，实现档案和业务一体化，确保全面、准确、规范。要规范纸质档案管理保存，研究制定电子档案标准，建立电子档案系统。有条件的劳动能力鉴定委员会可利用现代医疗技术和多媒体影像设备，加强鉴定现场相关影像资料的采集，作为评定职工工伤伤残等级和因病或非因工致残劳动能力鉴定的重要依据存档备查。

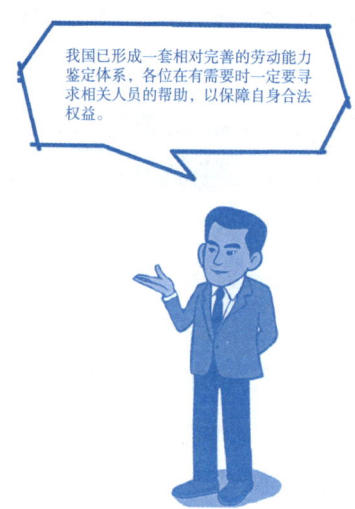

我国已形成一套相对完善的劳动能力鉴定体系，各位在有需要时一定要寻求相关人员的帮助，以保障自身合法权益。

（9）加强劳动能力鉴定信息化建设

各地人力资源社会保障行政部门要加快推进工伤保险认定鉴定经办信息一体化建设，实现劳动能力鉴定工作流程电子化闭环；通过互联网渠道，实现劳动能力鉴定线上申请和结论查询；探索通过大数据、人工智能等信息化技术加强劳动能力鉴定结果核查检验，做到全程可留痕、可监督、可追溯。

（10）加强劳动能力鉴定统计工作

各地人力资源社会保障行政部门要高度重视劳动能力鉴定统计工作，安排专人负责，并切实保证统计数据质量，因病或非因工致残劳动能力鉴定情况按年度随劳动能力鉴定情况按时统一报送，对于经核实统计数据发生严重错误的，将进行通报。